职业技能等级水平评价培训教材

ZHONGYAO TIAOJIYUAN

中药调剂员

（高级）

赵珍东　高妮　主编

化学工业出版社
·北京·

内容简介

《职业技能等级水平评价培训教材——中药调剂员（高级）》紧密结合中药调剂员国家标准、《中华人民共和国药典》（2025年版），全面总结了中药调剂员（高级）所需的知识技能内容，主要包括中药饮片鉴别（中药识别、中药真伪鉴别），饮片调剂（审方、中药饮片调配、复核、发药、中药临方炮制、贵细药材介绍、食疗保健基本知识），中成药调剂（中成药介绍、柜台中成药的码放和验收）等核心技能项目。此外，书中还设置了测试题、高级中药调剂员理论知识考试和操作技能考核模拟试卷并附有参考答案。

本书可作为高职、中职在校生，医院药房、社会药店专业人员技能提升、相应职业技能等级证书考取的参考用书，也可作为成人教育的技能培训用书。

图书在版编目（CIP）数据

中药调剂员：高级 / 赵珍东，高妮主编. -- 北京：化学工业出版社，2026. 1. --（职业技能等级水平评价培训教材）. -- ISBN 978-7-122-49429-0

Ⅰ. R283

中国国家版本馆CIP数据核字第2025AU0176号

责任编辑：王　芳　蔡洪伟
责任校对：宋　玮　　　　装帧设计：王晓宇

出版发行：化学工业出版社
（北京市东城区青年湖南街13号　邮政编码100011）
印　　装：北京云浩印刷有限责任公司
787mm×1092mm　1/16　印张8¾　字数188千字
2025年11月北京第1版第1次印刷

购书咨询：010-6451888　　售后服务：010-64518899
网　　址：http://www.cip.com.cn
凡购买本书，如有缺损质量问题，本社销售中心负责调换。

定　　价：**56.00元**

编写人员名单

主　编　赵珍东　广东食品药品职业学院
　　　　高　妮　广州市医药职业学校

副主编　邓晓迎　广东食品药品职业学院
　　　　谭志灿　广州市医药职业学校
　　　　黄雪莹　广州市医药职业学校
　　　　马　建　广州市医药职业学校
　　　　杜　江　北京同仁堂广州药业连锁有限公司

参　编（按姓氏笔画为序）
　　　　王晓燕　广东习慕创课职业技能培训有限公司
　　　　伍雪芳　广州市医药职业学校
　　　　刘　瑶　广东食品药品职业学院
　　　　李大伟　白城医学高等专科学校
　　　　杨小宇　广东习慕创课职业技能培训有限公司
　　　　杨得草　广州市医药职业学校
　　　　肖　巍　广州紫和堂国医有限公司
　　　　张小红　广东食品药品职业学校
　　　　姚东云　河北化工医药职业技术学院
　　　　黄小龙　广州采芝林药业有限公司
　　　　彭　刚　岭南中药饮片有限公司
　　　　蓝永锋　北京同仁堂广州药业连锁有限公司
　　　　戴　莹　广州市医药职业学校

前言

《国务院关于印发国家职业教育改革实施方案的通知》(国发〔2019〕4号) 中明确提出：从2019 年开始，在职业院校、应用型本科高校启动“学历证书+若干职业技能等级证书”制度试点（以下称1+X证书制度试点）工作。深化复合型技术技能人才培养培训模式改革，借鉴国际职业教育培训普遍做法，制订工作方案和具体管理办法，启动1+X 证书制度试点工作。各类职业技能等级证书具有同等效力，持有证书人员享受同等待遇。院校内实施的职业技能等级证书分为初级、中级、高级，是职业技能水平的凭证，反映职业活动和个人职业生涯发展所需要的综合能力。可见，职业技能等级水平评价是大势所趋。但一直以来，有关中药类专业的职业技能等级水平评价如中药调剂员、中药炮制工等，因各种原因企业未能承担并开发相应资源。广东食品药品职业学院、广州市医药职业学校经过严谨申报，于2022年获得由广东省人力资源和社会保障厅确认，被纳入第一批职业技能等级认定社会培训评价组织名单（粤人社函〔2022〕76号)。因此，我们在前期反复调研的基础上，做好了中药调剂员职业技能等级水平评价后台资源开发，获得了广东省职业技能鉴定指导中心的认可。

职业技能等级证书——中药调剂员（高级）的考评，涵盖知识面广、技能要求高，是一项难度较大的综合性考试。本书参考了中药调剂员国家标准，全国中医药职业教育教学指导委员会、中国医药教育协会职业技术教育委员会有关中药传统技能、中药调剂员等技能竞赛的方案，以《中华人民共和国药典》(2025年版) 为基本标准，全面精准地总结了中药调剂员（高级）职业技能等级证书考评的精髓。

本书在编写过程中，由省内外企事业单位的专家、学者、教师组成编写队伍，编写的内容力求贴近中药调剂员（高级）职业技能、岗位标准，保证内容实用够用，有助于业界相关人士考试。

本书的编写是第二期国家“双高”计划药物制剂技术专业群核心专业、国家骨干专业、省一类品牌专业（中药学专业）的阶段性建设成果。

本书编写过程中，得到了相关行业专家、同仁的大力支持和帮助以及广州市医药职业学校的鼎力支持，在此一并衷心感谢！同时，本书得到广东食品药品职业学院中药学、中药制药、药学等专业在校生、毕业生的大力支持，并从备考、实用角度提出了宝贵建议，也是本书编写的力量源泉，在此深表谢意。

限于编者水平，书中难免有不妥之处，恳请广大同仁和读者不吝赐教。

编者

2025年8月

目录

模块一　中药饮片鉴别

项目一　中药识别

项目二　中药真伪鉴别

模块二　饮片调剂

项目一　审方

项目二　中药饮片调配

项目三　复核、发药

项目四　中药临方炮制

项目五　贵细药材介绍

项目六　食疗保健基本知识

模块三 中成药调剂

项目一 中成药的介绍（80 种）

项目二 柜台内中成药的码放和中成药的验收

模块四 高级中药调剂员理论知识考试模拟试卷

模块五 高级中药调剂员操作技能考核模拟试卷

参考答案

参考文献

模块一
中药饮片鉴别

项目一　中药识别

学习目标

（1）能识别220种常用中药饮片。

（2）能熟练掌握220种常用中药饮片的药用部位。

（3）能熟练掌握220种常用中药饮片的性状鉴别。

（4）能熟练掌握40种常用中药饮片来源、产地及采收加工（高级中药调剂员需掌握中级工的35种及以下5种共40种中药饮片的产地及采收加工：北沙参、羌活、黄精、西红花、血竭。以上40种中药饮片还需掌握来源）。

一、根及根茎类中药饮片的识别

高级中药调剂员需掌握中级的60种及以下10种，共70种根及根茎类中药饮片。

狗　脊

【来源】本品为蚌壳蕨科植物金毛狗脊的干燥根茎。

【采收加工】秋、冬二季采挖，除去泥沙，干燥；或去硬根、叶柄及金黄色绒毛，切厚片，干燥，为“生狗脊片”；蒸后晒至六七成干，切厚片，干燥，为“熟狗脊片”。

【产地】主产于福建、四川、广东、贵州、浙江、湖北、湖南等地。

【性状】

1.狗脊　呈不规则的长块状。表面深棕色，残留金黄色绒毛；上面有数个红棕色的木质叶柄，下面残存黑色细根。质坚硬，不易折断。无臭，味淡、微涩。生狗脊片：呈不规则长条形或圆形；切面浅棕色，较平滑，近边缘1～4mm处有1条棕黄色隆起的木质部环纹或条纹，边缘不整齐，偶有金黄色绒毛残留；质脆，易折断，有粉性。熟狗脊片：呈黑棕色，质坚硬。

2.狗脊饮片 为厚片。性状同药材。

3.烫狗脊 形如狗脊片，表面略鼓起。棕褐色。气微，味淡、微涩。

【质量】 狗脊以条长、质坚硬、被有金黄色绒毛者为佳；生狗脊片以片面浅棕色、质脆、易折断并有粉性者为佳；熟狗脊片以质坚硬、片面黑棕色者为佳。

【性味与归经】 苦、甘，温。归肝、肾经。

【功能与主治】 祛风湿，补肝肾，强腰膝。用于风湿痹痛，腰膝酸软，下肢无力。

【用法与用量】 6～12g。

骨碎补

【来源】 本品为水龙骨科植物槲蕨的干燥根茎。

【采收加工】 全年均可采挖，除去泥沙，干燥，或再燎去茸毛（鳞片）。

【产地】 主产于湖北、湖南、浙江，广西、四川、广东、贵州、云南亦产。

【性状】

1.骨碎补 呈扁平长条状，多弯曲，有分枝。表面密被深棕色至暗棕色的小鳞片，柔软如毛，经火燎者呈棕褐色或暗褐色，两侧及上表面均具突起或凹下的圆形叶痕，少数有叶柄残基和须根残留。体轻，质脆，易折断，断面红棕色，维管束呈黄色或灰白色点状，排列成环。气微，味淡、微涩。

2.骨碎补饮片 呈不规则厚片。表面深棕色至棕褐色，常残留细小棕色的鳞片，有的可见圆形的叶痕。切面红棕色，黄色或灰白色的维管束点状排列成环。气微，味淡、微涩。

3.烫骨碎补 形如骨碎补或片，表面黄棕色至深棕色，体膨大鼓起，质轻、酥松。

【质量】 骨碎补以条粗大、色棕、鳞片少者为佳。

【性味与归经】 苦，温。归肝、肾经。

【功能与主治】 疗伤止痛，补肾强骨；外用消风祛斑。用于跌扑闪挫，筋骨折伤，肾虚腰痛，筋骨痿软，耳鸣耳聋，牙齿松动；外治斑秃，白癜风。

【用法与用量】 3～9g。

何首乌

【来源】 本品为蓼科植物何首乌的干燥块根。

【采收加工】 秋、冬二季叶枯萎时采挖，削去两端，洗净，个大的切成块，干燥。

【产地】主产于河南、湖北、广西、广东、贵州、四川、江苏等地。此外，湖南、山西、浙江、安徽、山东等地亦产。

【性状】

1.何首乌 呈团块状或不规则纺锤形。表面红棕色或红褐色，皱缩不平，有浅沟，并有横长皮孔样突起和细根痕。体重，质坚实，不易折断，断面浅黄棕色或浅红棕色，显粉性，皮部有4～11个类圆形异型维管束环列，形成云锦状花纹，中央木部较大，有的呈木心。气微，味微苦而甘涩。

2.何首乌饮片 呈不规则的厚片或块。外表皮红棕色或红褐色，皱缩不平，有浅沟，并有横长皮孔样突起及细根痕。切面浅黄棕色或浅红棕色，显粉性；横切面有的皮部可见云锦状花纹，中央木部较大，有的呈木心。气微，味微苦而甘涩。

【质量】何首乌以个大、质坚实而重、红褐色、断面显云锦状花纹、粉性足者为佳。

【性味与归经】苦、甘、涩，微温。归肝、心、肾经。

【功能与主治】解毒，消痈，截疟，润肠通便。用于疮痈，瘰疬，风疹瘙痒，久疟体虚，肠燥便秘。

【用法与用量】3～6g。

独活

【来源】本品为伞形科植物重齿毛当归的干燥根。

【采收加工】春初苗刚发芽或秋末茎叶枯萎时采挖，除去须根和泥沙，烘至半干，堆置2～3天，发软后再烘至全干。

【产地】主产于四川、湖北、陕西。

【性状】

1.独活 根略呈圆柱形。根头部膨大，圆锥状，多横皱纹，顶端有茎、叶的残基或凹陷。表面灰褐色或棕褐色，具纵皱纹，有横长皮孔样突起及稍突起的细根痕。质较硬，受潮则变软，断面皮部灰白色，有多数散在的棕色油室，木部灰黄色至黄棕色，形成层环棕色。有特异香气，味苦、辛，微麻舌。

2.独活饮片 呈类圆形薄片。外表皮灰褐色或棕褐色，具皱纹。切面皮部灰白色至灰褐色，有多数散在棕色油点，木部灰黄色至黄棕色，形成层环棕色。有特异香气。味苦、辛，微麻舌。

【质量】独活以条粗壮、油润、香气浓者为佳。

【性味与归经】辛、苦，微温。归肾、膀胱经。

【功能与主治】祛风除湿，通痹止痛。用于风寒湿痹，腰膝疼痛，少阴伏风头痛，风寒挟湿头痛。

【用法与用量】3～10g。

羌 活

【来源】本品为伞形科植物羌活或宽叶羌活的干燥根茎和根。

【采收加工】春、秋二季采挖，除去须根及泥沙，晒干。

【产地】羌活主产于四川、云南、甘肃、青海等地。以四川为主产区的羌活称“川羌”，川羌中多为“蚕羌”；以西北地区为主产区的羌活称“西羌”，西羌中多为“大头羌”“竹节羌”和“条羌”。

【性状】

1.羌活 为圆柱状略弯曲的根茎，顶端具茎痕。表面棕褐色至黑褐色，外皮脱落处呈黄色。节间缩短，呈紧密隆起的环状，形似蚕，习称“蚕羌”；节间延长，形如竹节状，习称“竹节羌”。节上有多数点状或瘤状突起的根痕及棕色破碎鳞片。体轻，质脆，易折断，断面不平整，有多数裂隙，皮部黄棕色至暗棕色，油润，有棕色油点，木部黄白色，射线明显，髓部黄色至黄棕色。气香，味微苦而辛。

宽叶羌活 为根茎和根。根茎类圆柱形，顶端具茎和叶鞘残基，根类圆锥形，有纵皱纹和皮孔；表面棕褐色，近根茎处有较密的环纹，习称“条羌”。有的根茎粗大，不规则结节状，顶部具数个茎基，根较细，习称“大头羌”。质松脆，易折断，断面略平坦，皮部浅棕色，木部黄白色。气味较淡。

2.羌活饮片 呈类圆形、不规则形横切或斜切片，表皮棕褐色至黑褐色，切面外侧棕褐色，木部黄白色，有的可见放射状纹理。体轻，质脆。气香，味微苦而辛。

【质量】羌活以条粗长、断面油点多、香气浓者为佳。

【性味与归经】辛、苦，温。归膀胱、肾经。

【功能与主治】解表散寒，祛风除湿，止痛。用于风寒感冒，头痛项强，风湿痹痛，肩背酸痛。

【用法与用量】3～10g。

前胡（附：紫花前胡）

【来源】本品为伞形科植物白花前胡的干燥根。

【采收加工】冬季至次春茎叶枯萎时采挖未抽花茎植株的根，除去须根，洗净，晒干或低温干燥。

【产地】主产于浙江、湖南、四川等地。

【性状】

1.前胡 呈不规则的圆柱形、圆锥形或纺锤形，稍扭曲，下部常有分枝。表面黑褐色或灰黄色，根头部多有茎痕和纤维状叶鞘残基，上端有密集的细环纹，下部有纵沟、纵皱纹及横向皮孔样突起。质硬，可折断，断面不整齐，淡黄白色，皮部散有多数棕黄色油点，形成层环纹棕色，射线放射状。气芳香，味微苦、辛。

2.前胡饮片 呈类圆形或不规则形的薄片。外表皮黑褐色或灰黄色，有时可见残留的纤维状叶鞘残基。切面黄白色至淡黄色，皮部散有多数棕黄色油点，可见一棕色环纹及放射状纹理。气芳香，味微苦、辛。

【质量】前胡以条粗壮、质柔软、断面油点多、香气浓者为佳。

【性味与归经】苦、辛，微寒。归肺经。

【功能与主治】降气化痰，散风清热。用于痰热喘满，咯痰黄稠，风热咳嗽痰多。

【用法与用量】3～10g。

附：紫花前胡

【来源】本品为伞形科植物紫花前胡的干燥根。

【采收加工】秋、冬二季地上部分枯萎时采挖，除去须根，晒干。

【产地】主产于浙江、江西、湖南、山东等地。

【性状】

1.紫花前胡 多呈不规则圆柱形、圆锥形或纺锤形，主根较细，有少数支根。表面棕色至黑棕色，根头部偶有残留茎基和膜状叶鞘残基，有浅直细纵皱纹，可见灰白色横向皮孔样突起和点状须根痕。质硬，断面类白色，皮部较窄，散有少数黄色油点。气芳香，味微苦、辛。

2.紫花前胡饮片 为薄片。

【性味与归经】苦、辛，微寒。归肺经。

【功能与主治】降气化痰，散风清热。用于痰热喘满，咯痰黄稠，风热咳嗽痰多。

【用法与用量】3～9g，或入丸、散。

北沙参

【来源】本品为伞形科植物珊瑚菜的干燥根。

【采收加工】夏、秋二季采挖，除去须根，洗净，稍晾，置沸水中烫后，除去外皮，干燥，或洗净直接干燥。

【产地】主产于山东、江苏、河北、辽宁，以山东莱阳产品质量最佳。

【性状】

1.北沙参 呈细长圆柱形，偶有分枝。表面淡黄白色，略粗糙，偶有残存外皮，未去外皮的表面黄棕色。全体有细纵皱纹和纵沟，并有棕黄色至棕色点状突起的细根痕及皮孔样突起；顶端常留有黄棕色根茎残基；上端稍细，中部略粗，下部渐细。质坚脆，易折断，断面皮部浅黄白色，形成层环棕黄色至深褐色，木部黄色。气特异，味微甘。

2.北沙参饮片 为类圆形或圆柱形的段。外表面淡黄白色，略粗糙，偶有残存外皮，未去外皮的表面黄棕色。有纵皱纹及棕黄色点状突起的细根痕。切面皮部浅黄白色，形成层环棕黄色至深褐色，木部黄色，部分中间有裂隙或空洞。质坚脆。气特异，味微甘。

【质量】北沙参以条细长均匀、色白、质坚实、味甘者为佳。

【性味与归经】甘、微苦，微寒。归肺、胃经。

【功能与主治】养阴清肺，益胃生津。用于肺热燥咳，劳嗽痰血，胃阴不足，热病津伤，咽干口渴。

【用法与用量】5～12g。

【注意事项】不宜与藜芦同用。

秦艽

【来源】本品为龙胆科植物秦艽、麻花秦艽、粗茎秦艽或小秦艽的干燥根。前三种按性状不同分别习称“秦艽”和“麻花艽”，后一种习称“小秦艽”。

【采收加工】秦艽主产于甘肃、陕西，以甘肃产量最大，质量最好；麻花秦艽主产于甘肃、青海、四川、湖北等地；粗茎秦艽主产于青海、甘肃、四川、云南等地；小秦艽主产于河北、内蒙古及陕西等地。

【产地】春、秋二季采挖，除去泥沙；秦艽和麻花艽晒软，堆置“发汗”至表面呈红黄色或灰黄色时，摊开晒干，或不经“发汗”直接晒干；小秦艽趁鲜时搓去黑皮，晒干。

【性状】

1.秦艽　呈类圆柱形，上粗下细，扭曲不直。表面黄棕色或灰黄色，有纵向或扭曲的纵皱纹，顶端有残存茎基及纤维状叶鞘。质硬而脆，易折断，断面略显油性，皮部黄色或棕黄色，木部黄色。气特异，味苦、微涩。

麻花艽　呈类圆锥形，多由数个小根纠聚而膨大，直径可达7cm。表面棕褐色，粗糙，有裂隙呈网状孔纹。质松脆，易折断，断面多呈枯朽状。

小秦艽　呈类圆锥形或类圆柱形。表面棕黄色。主根通常1个，残存的茎基有纤维状叶鞘，下部多分枝。断面黄白色。

2.秦艽饮片　呈类圆形的厚片。外表皮黄棕色、灰黄色或棕褐色，粗糙，有扭曲纵纹或网状孔纹。切面皮部黄色或棕黄色，木部黄色，有的中心呈枯朽状。气特异，味苦、微涩。

【质量】秦艽以粗壮、质坚实、色棕黄、气味浓者为佳。

【性味与归经】辛、苦，平。归胃、肝、胆经。

【功能与主治】祛风湿，清湿热，止痹痛，退虚热。用于风湿痹痛，中风半身不遂，筋脉拘挛，骨节酸痛，湿热黄疸，骨蒸潮热，小儿疳积发热。

【用法与用量】3～10g。

白前

【来源】本品为萝藦科植物柳叶白前或芫花叶白前的干燥根茎和根。

【采收加工】秋季采挖，洗净，晒干。

【产地】主产于浙江、安徽、福建、江西、湖北、湖南等地。

【性状】

1.柳叶白前 根茎呈细长圆柱形，有分枝，稍弯曲。表面黄白色或黄棕色，节明显，顶端有残茎。质脆，断面中空。节处簇生纤细弯曲的根，长可达10cm，直径不及1mm，有多次分枝呈毛须状，常盘曲成团。气微，味微甜。

芫花叶白前 根茎较短小或略呈块状；表面灰绿色或灰黄色。质较硬。根稍弯曲，直径约1mm，分枝少。

2.柳叶白前饮片 根茎呈细圆柱形的段，直径1.5～4mm。表面黄白色或黄棕色，节明显。质脆，断面中空。有时节处簇生纤细的根或根痕，根直径不及1mm。气微，味微甜。

芫花叶白前饮片 根茎呈细圆柱形的段，表面灰绿色或灰黄色。质较硬。根直径约1mm。

3.蜜白前 根茎呈细圆柱形的段，直径1.5～4mm。表面深黄色至黄棕色，节明显。断面中空。有时节处簇生纤细的根或根痕。略有黏性，味甜。

【质量】白前以根茎粗者为佳。

【性味与归经】辛、苦，微温。归肺经。

【功能与主治】降气，消痰，止咳。用于肺气壅实，咳嗽痰多，胸满喘急。

【用法与用量】3～10g。

黄 精

【来源】本品为百合科植物滇黄精、黄精或多花黄精的干燥根茎。按形状不同，习称“大黄精”“鸡头黄精”“姜形黄精”。

【采收加工】春、秋二季采挖，除去须根，洗净，置沸水中略烫或蒸至透心，干燥。

【产地】黄精主产于河北、内蒙古、陕西、辽宁、吉林、河南、山西等地；多花黄精主产于浙江、安徽、湖南、贵州等地；滇黄精主产于广西、云南、贵州等地。

【性状】

1.大黄精 呈肥厚肉质的结节块状，结节长可达10cm以上。表面淡黄色至黄棕色，具环节，有皱纹及须根痕，结节上侧茎痕呈圆盘状，圆周凹入，中部突出。质硬而韧，不易折断，断面角质，淡黄色至黄棕色。气微，味甜，嚼之有黏性。

鸡头黄精 呈结节状弯柱形。结节长2～4cm，略呈圆锥形，常有分枝。表面黄白色或灰黄色，半透明，有纵皱纹，茎痕圆形，直径5～8mm。

姜形黄精 呈长条结节块状，长短不等，常数个块状结节相连。表面灰黄色或黄褐色，粗糙，结节上侧有突出的圆盘状茎痕，直径0.8～1.5cm。

2.黄精饮片 呈不规则的厚片，外表皮淡黄色至黄棕色。切面略呈角质样，淡黄色至黄棕色，可见多数淡黄色筋脉小点。质稍硬而韧。气微，味甜，嚼之有黏性。

3.酒黄精 呈不规则的厚片。表面棕褐色至黑色，有光泽，中心棕色至浅褐色，可见筋脉小点。质较柔软。味甜，微有酒香气。

4.蒸黄精 呈不规则的厚片。表面棕褐色至黑色，有光泽，中心棕色至浅褐色，可见筋脉小点。质较柔软。味甜。

【质量】黄精以肥大、润泽、色黄、断面透明者为佳。味苦者不可药用。

【性味与归经】甘，平。归脾、肺、肾经。

【功能与主治】补气养阴，健脾，润肺，益肾。用于脾胃气虚，体倦乏力，胃阴不足，口干食少，肺虚燥咳，劳嗽咳血，精血不足，腰膝酸软，须发早白，内热消渴。

【用法与用量】9～15g。

二、皮类、茎木类中药饮片的识别

高级中药调剂员需掌握中级的20种及以下5种，共25种皮类、茎木类中药饮片。

海桐皮

【来源】本品为豆科植物刺桐或乔木刺桐的干皮或根皮。

【采收加工】在栽后8年左右，即可剥取树皮，通常于夏、秋季采收。剥取干皮、砍取枝皮和挖取根皮，剥后晒干。

【产地】刺桐主产于广东、广西、云南、贵州等地；乔木刺桐主产于云南、四川、贵州等地。

【性状】

1.刺桐 为半圆筒状或板片状，两边略卷曲，外表面黄棕色至棕黑色，常有宽窄不等的纵沟纹。老树皮栓皮较厚，栓皮有时被刮去，未除去栓皮的表面粗糙，有黄色皮孔，并散布有钉刺，或除去钉刺后的圆形疤痕，钉刺长圆锥形，高5～8mm，顶端锐尖，基部直径0.5～1cm；内表面黄棕色，较平坦，有细密纵网纹。根皮无刺。质坚韧，易纵裂，不易折断，断面浅棕色，裂片状。气微，味微苦。

乔木刺桐 树皮呈向内卷的横长条形或平坦的小方块，外表面黄棕色或棕褐色至棕黑色不等，有的显暗绿色，粗糙。栓皮多脱落，钉刺基部与栓皮界限不明显；内表面浅黄棕色，平滑，有细纵纹。质坚硬，折断面黄色，纤维性。气微，味微苦。

2.海桐皮饮片 呈丝片状，外表面淡棕色或灰棕色，有纵凹纹及黄色皮孔，有的带钉刺；内表面黄棕色或红棕色，平坦，有细密网纹。切面裂片状。质硬而韧。气微香，味微苦。

【质量】海桐皮以皮片大、钉刺多、无烂斑者为佳。

【性味与归经】苦、辛，平。归肝、脾、胃经。

【功能与主治】祛风除湿，舒筋活络，杀虫止痒。用于风湿痹痛，肢节拘挛，跌打损伤，外治皮肤湿疹等。

【用法与用量】6～12g。外用适量。

香加皮

【来源】为萝藦科植物杠柳的干燥根皮。

【采收加工】春、秋二季采挖，剥取根皮，晒干。

【产地】主产于山西、河南、河北、山东等地。

【性状】

1.香加皮　呈卷筒状或槽状，少数呈不规则的块片状。外表面灰棕色或黄棕色，栓皮松软常呈鳞片状，易剥落。内表面淡黄色或淡黄棕色，较平滑，有细纵纹。体轻，质脆，易折断，断面不整齐，黄白色。有特异香气，味苦。

2.香加皮饮片　呈不规则的厚片。外表面灰棕色或黄棕色，栓皮常呈鳞片状。内表面淡黄色或淡黄棕色，有细纵纹。切面黄白色。有特异香气，味苦。

【质量】香加皮以体轻、质脆、皮厚、香气浓、无木心者为佳。

【性味与归经】辛、苦，温；有毒。归肝、肾、心经。

【功能与主治】利水消肿，祛风湿，强筋骨。用于下肢浮肿，心悸气短，风寒湿痹，腰膝酸软。

【用法与用量】3～6g。

【注意事项】不宜过量服用。

桂　枝

【来源】本品为樟科植物肉桂的干燥嫩枝。

【采收加工】春、夏二季采收，除去叶，晒干，或切片晒干。

【产地】主产于广东、广西，云南、福建等地亦产。

【性状】

1.桂枝　呈长圆柱形，多分枝。表面红棕色至棕色，有纵棱线、细皱纹及小疙瘩状的叶痕、枝痕和芽痕，皮孔点状。质硬而脆，易折断。切片厚2～4mm，切面皮部红棕色，木部黄白色至浅黄棕色，髓部略呈方形。有特异香气，味甜、微辛，皮部味较浓。

2.桂枝饮片　呈类圆形或椭圆形的厚片。表面红棕色至棕色，有时可见点状皮孔或纵棱线。切面皮部红棕色，木部黄白色或浅黄棕色，髓部类圆形或略呈方形。有特异香气，味甜、微辛。

【质量】桂枝以质嫩、皮部红棕色、香气浓者为佳。

【性味与归经】辛、甘，温。归心、肺、膀胱经。

【功能与主治】发汗解肌，温通经脉，助阳化气，平冲降气。用于风寒感冒，脘腹冷痛，血寒经闭，关节痹痛，痰饮，水肿，心悸，奔豚。

【用法与用量】3～10g。

【注意事项】孕妇慎用。

通草（附：小通草）

【来源】本品为五加科植物通脱木的干燥茎髓。

【采收加工】秋季割取茎，截成段，趁鲜取出髓部，理直，晒干。

【产地】主产于贵州、云南、四川、湖南、广西等地。

【性状】

1.通草　呈圆柱形。表面白色或淡黄色，有浅纵沟纹。体轻，质松软，稍有弹性，易折断，断面平坦，显银白色光泽，中部有直径0.3～1.5cm的空心或半透明的薄膜，纵剖面呈梯状排列，实心者少见。气微，味淡。

2.通草饮片　为圆形或类圆形厚片。表面白色或淡黄色，有浅纵沟纹。体轻，质松软，稍有弹性，切面平坦，呈银白色光泽，中部空心或有半透明的薄膜，实心者少见。气微，味淡。

【质量】通草以条粗、色洁白、半透明、有弹性者为佳。

【性味与归经】甘、淡，微寒。归肺、胃经。

【功能与主治】清热利尿，通气下乳。用于湿热淋证，水肿尿少，乳汁不下。

【用法与用量】3～5g。

【注意事项】孕妇慎用。

附：小通草

【来源】本品为旌节花科植物喜马山旌节花、中国旌节花或山茱萸科植物青荚叶的干燥茎髓。

【采收加工】秋季割取茎，截成段，趁鲜取出髓部，理直，晒干。

【产地】喜马山旌节花、中国旌节花主产于陕西、甘肃、江西、四川、湖北、广西、云南、贵州、湖南等地；青荚叶主产于湖北、四川、云南等地。

【性状】

1.旌节花　呈圆柱形。表面白色或淡黄色，无纹理。体轻，质松软，捏之能变形，有弹性，易折断，断面平坦，无空心，显银白色光泽。水浸后有黏滑感。气微，味淡。

青荚叶　本品表面有浅纵条纹。质较硬，捏之不易变形。水浸后无黏滑感。

2.小通草饮片　本品为段。性状同药材。

【质量】小通草以条均匀、色白、无霉斑者为佳。

【性味与归经】甘、淡，寒。归肺、胃经。

【功能与主治】清热，利尿，下乳。用于小便不利，淋证，乳汁不下。

【用法与用量】3～6g。

钩藤

【来源】本品为茜草科植物钩藤、大叶钩藤、毛钩藤、华钩藤或无柄果钩藤的干燥带钩茎枝。

【采收加工】秋、冬二季采收，去叶，切段，晒干。

【产地】主产于广东、广西、云南、江西、四川、陕西、浙江、湖南等地。

【性状】本品茎枝呈圆柱形或类方柱形。表面红棕色至紫红色者具细纵纹，光滑无毛；黄绿色至灰褐色者有的可见白色点状皮孔，被黄褐色柔毛。多数枝节上对生两个向下弯曲的钩（不育花序梗），或仅一侧有钩，另一侧为突起的疤痕；钩略扁或稍圆，先端细尖，基部较阔；钩基部的枝上可见叶柄脱落后的窝点状痕迹和环状的托叶痕。质坚韧，断面黄棕色，皮部纤维性，髓部黄白色或中空。气微，味淡。

【质量】钩藤以双钩、茎细、钩结实、光滑、色紫红、无枯枝者为佳。

【性味与归经】甘，凉。归肝、心包经。

【功能与主治】息风定惊，清热平肝。用于肝风内动，惊痫抽搐，高热惊厥，感冒夹惊，小儿惊啼，妊娠子痫，头痛眩晕。

【用法与用量】3～12g，后下。

三、花类、叶类中药饮片的识别

高级工需掌握中级的15种及以下10种，共25种花类、叶类中药饮片。

松花粉

【来源】本品为松科植物马尾松、油松或同属数种植物的干燥花粉。

【采收加工】春季花刚开时，采摘花穗，晒干，收集花粉，除去杂质。

【产地】云南、山东、辽东半岛、江苏、浙江、福建和台湾等地均有栽培。

【性状】本品为淡黄色的细粉。体轻，易飞扬，手捻有滑润感。气微，味淡。

【质量】松花粉以淡黄色、体轻、无杂质者为佳。

【性味与归经】甘，温。归肝、脾经。

【功能与主治】收敛止血，燥湿敛疮。用于外伤出血，湿疹，黄水疮，皮肤糜烂，脓水淋漓。

【用法与用量】外用适量，撒敷患处。

密蒙花

【来源】本品为马钱科植物密蒙花的干燥花蕾和花序。

【采收加工】春季花未开放时采收，除去杂质，干燥。

【产地】主产于湖北、四川、河南、陕西、云南。

【性状】多为花蕾密聚的花序小分枝，呈不规则圆锥状。表面灰黄色或棕黄色，密被茸毛。花蕾呈短棒状，上端略大；花萼钟状，先端4齿裂；花冠筒状，与萼等长或稍长，先端4裂，裂片卵形；雄蕊4，着生在花冠管中部。质柔软。气微香，味微苦、辛。

【质量】密蒙花以花蕾密聚、色灰黄、有茸毛、质柔软、无枝梗及杂质者为佳。

【性味与归经】甘，微寒。归肝经。

【功能与主治】清热泻火，养肝明目，退翳。用于目赤肿痛，多泪羞明，目生翳膜，肝虚目暗，视物昏花。

【用法与用量】3～9g。

款冬花

【来源】本品为菊科植物款冬的干燥未开放头状花序。

【采收加工】12月或地冻前当花尚未出土时采挖，除去花序梗和泥沙，阴干或烘干。

【产地】主产于华北、西北及江西、湖北、湖南等地。

【性状】

1.款冬花 呈长圆棒状。单生或2～3个基部连生。顶端稍膨大，下端渐细或带有残留的短梗，外面被有多数鱼鳞状总苞片。总苞片数层，略三角形，表面紫红色或淡红色，内表面及边缘有白色绵毛。花序基部苞叶近广卵形。除去总苞片，可见极细小的舌状花及管状花，具冠毛。体轻，质软韧，折断后，有白色橡胶丝样绵毛外露。气香，味微苦而辛。

2.蜜款冬花 形如款冬花，呈长圆棒状，表面棕黄色或棕褐色，稍带黏性。具蜜香气，味微甜。

【质量】款冬花以2～3朵并连，蕾大、身干、色紫红鲜艳，花梗短者为佳。

【性味与归经】辛、微苦，温。归肺经。

【功能与主治】润肺下气，止咳化痰。用于新久咳嗽，喘咳痰多，劳嗽咳血。

【用法与用量】5～10g。

【注意事项】阴虚者慎用。

旋覆花

【来源】本品为菊科植物旋覆花或欧亚旋覆花的干燥头状花序。

【采收加工】夏、秋二季花开放时采收，除去杂质，阴干或晒干。

【产地】旋覆花产于全国大部分地区，以东北、华北、华东、华中及广西等地为多；欧亚旋覆花则主产东北、华北及陕西、甘肃、新疆、河南等地。

【性状】

1.旋覆花 呈扁球形或类球形。总苞由多数苞片组成，呈覆瓦状排列，苞片披针形或条形，灰黄色；总苞基部有时残留花梗，苞片及花梗表面被白色茸毛，舌状花1列，黄色，长约1cm，多卷曲，常脱落，先端3齿裂；管状花多数，棕黄色，长约5mm，先端5齿裂；子房顶端有多数白色冠毛，长5～6mm。有的可见椭圆形小瘦果。体轻，易散碎。气微，味微苦。

2.蜜旋覆花 形如旋覆花，深黄色。手捻稍粘手。具蜜香气，味甜。

【质量】旋覆花以朵大、完整、无梗叶、色浅黄者为佳。

【性味与归经】苦、辛、咸，微温。归肺、脾、胃、大肠经。

【功能与主治】降气，消痰，行水，止呕。用于风寒咳嗽，痰饮蓄结，胸膈痞闷，喘咳痰多，呕吐噫气，心下痞硬。

【用法与用量】3～9g，包煎。

蒲　黄

【来源】本品为香蒲科植物水烛香蒲、东方香蒲或同属植物的干燥花粉。

【采收加工】夏季采收蒲棒上部的黄色雄花序，晒干后碾轧，筛取花粉。

【产地】主产于江苏、浙江、安徽、山东等地。

【性状】

1.蒲黄 为黄色粉末。体轻，放水中则漂浮水面。手捻有滑腻感，易附着手指上。气微，味淡。

2.蒲黄炭 为棕褐色或黑褐色粉末。具焦香气，味微苦、涩。

【质量】蒲黄以粉细、体轻、滑腻感强、色鲜黄、无杂质者为佳。净蒲黄比草蒲黄质优。

【性味与归经】甘，平。归肝、心包经。

【功能与主治】止血，化瘀，通淋。用于吐血，衄血，咯血，崩漏，外伤出血，经闭痛经，胸腹刺痛，跌扑肿痛，血淋涩痛。

【用法与用量】5～10g，包煎。外用适量，敷患处。

【注意】孕妇慎用。

西红花

【来源】本品为鸢尾科植物番红花的干燥柱头。

【采收加工】秋季花开时，摘下柱头，阴干即成。

【产地】主要在北京、山东、浙江、四川等地引种栽培。

【性状】呈线形，单独或三枚柱头连于一枚花柱上，长2～3.5cm。暗红色，上部较宽而略扁平，顶端边缘显不整齐的齿状，内侧有一短裂隙，下端有时残留一小段黄色花柱。体轻，质松软，无油润光泽，干燥后质脆易断。气特异，微有刺激性，味微苦。

【质量】西红花以色暗红、黄色花柱少、无杂质者为佳。

【性味与归经】甘，平。归心、肝经。

【功能与主治】活血化瘀，凉血解毒，解郁安神。用于经闭癥瘕，产后瘀阻，温毒发斑，忧郁痞闷，惊悸发狂。

【用法与用量】1～3g，煎服或沸水泡服。

【注意事项】孕妇慎用。

石 韦

【来源】本品为水龙骨科植物庐山石韦、石韦或有柄石韦的干燥叶。

【采收加工】全年均可采收，除去根茎和根，晒干或阴干。

【产地】全国大部分地区均产。

【性状】

1.庐山石韦 叶片略皱缩，展平后呈披针形。先端渐尖，基部耳状偏斜，全缘，边缘常向内卷曲；上表面黄绿色或灰绿色，散布有黑色圆形小凹点；下表面密生红棕色星状毛，有的侧脉间布满棕色圆点状的孢子囊群。叶柄具四棱，长10～20cm，直径1.5～3mm，略扭曲，有纵槽。叶片革质。气微，味微涩苦。

石韦 叶片披针形或长圆披针形。基部楔形，对称。孢子囊群在侧脉间，排列紧密而整齐。叶柄长5～10cm，直径约1.5mm。

有柄石韦 叶片多卷曲呈筒状，展平后呈长圆形或卵状长圆形，长3～8cm，宽1～2.5cm。基部楔形，对称；下表面侧脉不明显，布满孢子囊群。叶柄长3～12cm，直径约1mm。

2.石韦饮片 呈丝条状，上表面黄绿色或灰褐色，下表面密生红棕色星状毛。孢子囊群着生侧脉间或下表面布满孢子囊群。叶全缘。叶片革质。气微，味微涩苦。

【质量】石韦以身干、叶大而厚、完整、无根茎者佳。

【性味与归经】甘、苦，微寒。归肺、膀胱经。

【功能与主治】利尿通淋，清肺止咳，凉血止血。用于热淋，血淋，石淋，小便不通，淋沥涩痛，肺热喘咳，吐血，衄血，尿血，崩漏。

【用法与用量】6～12g。

大青叶（附：蓼大青叶）

【来源】本品为十字花科植物菘蓝的干燥叶。

【采收加工】夏、秋二季分2～3次采收，除去杂质，晒干。

【产地】主产于内蒙古、陕西、甘肃、河北、山东、江苏、浙江、安徽、贵州等地。

【性状】

1.大青叶　多皱缩卷曲，有的破碎。完整叶片展平后呈长椭圆形至长圆状倒披针形；上表面暗灰绿色，有的可见色较深稍突起的小点；先端钝，全缘或微波状，基部狭窄下延至叶柄呈翼状；叶柄长4～10cm，淡棕黄色。质脆。气微，味微酸、苦、涩。

2.大青叶饮片　为不规则的碎段。叶片暗灰绿色，叶上表面有的可见色较深稍突起的小点；叶柄碎片淡棕黄色。质脆。气微，味微酸、苦、涩。

【质量】大青叶以叶大完整、色暗灰绿者为佳。

【性味与归经】苦，寒。归心、胃经。

【功能与主治】清热解毒，凉血消斑。用于温病高热，神昏，发斑发疹，痄腮，喉痹，丹毒，痈肿。

【用法与用量】9～15g。

附：蓼大青叶

【来源】本品为蓼科植物蓼蓝的干燥叶。

【采收加工】夏、秋二季枝叶茂盛时采收两次，除去茎枝和杂质，干燥。

【产地】主产于河北安国、天津、北京郊区及山西沁县等地。

【性状】多皱缩、破碎，完整者展平后呈椭圆形。蓝绿色或黑蓝色，先端钝，基部渐狭，全缘。叶脉浅黄棕色，于下表面略突起。叶柄扁平，偶带膜质托叶鞘。质脆。气微，味微涩而稍苦。

【质量】蓼大青叶以身干、叶厚、色蓝绿、无枝梗者为佳。

【性味与归经】苦，寒。归心、胃经。

【功能与主治】清热解毒，凉血消斑。用于温病发热，发斑发疹，肺热咳喘，喉痹，痄腮，丹毒，痈肿。

【用法与用量】9～15g。

枇杷叶

【来源】本品为蔷薇科植物枇杷的干燥叶。

【采收加工】全年均可采收，晒至七八成干时，扎成小把，再晒干。

【产地】主产于广东、浙江等地。

【性状】

1.枇杷叶 呈长圆形或倒卵形。先端尖，基部楔形，边缘有疏锯齿，近基部全缘。上表面灰绿色、黄棕色或红棕色，较光滑；下表面密被黄色绒毛，主脉于下表面显著突起，侧脉羽状；叶柄极短，被棕黄色绒毛。革质而脆，易折断。气微，味微苦。

2.枇杷叶饮片 呈丝条状。表面灰绿色、黄棕色或红棕色，较光滑。下表面可见绒毛，主脉突出。革质而脆。气微，味微苦。

3.蜜枇杷叶 形如枇杷叶丝，表面黄棕色或红棕色，微显光泽，略带黏性。具蜜香气，味微甜。

【质量】枇杷叶以叶片大、完整、色绿或红棕色、叶厚者为佳。

【性味与归经】苦，微寒。归肺、胃经。

【功能与主治】清肺止咳，降逆止呕。用于肺热咳嗽，气逆喘急，胃热呕逆，烦热口渴。

【用法与用量】6～10g。

紫苏叶

【来源】本品为唇形科植物紫苏的干燥叶（或带嫩枝）。

【采收加工】夏季枝叶茂盛时采收，除去杂质，晒干。

【产地】分布范围广，全国各地均有栽培。

【性状】

1.紫苏叶 叶片多皱缩卷曲、破碎，完整者展平后呈卵圆形。先端长尖或急尖，基部圆形或宽楔形，边缘具圆锯齿。两面紫色或上表面绿色，下表面紫色，疏生灰白色毛，下表面有多数凹点状的腺鳞。叶柄紫色或紫绿色。质脆。带嫩枝者，枝的直径2～5mm，紫绿色，断面中部有髓。气清香，味微辛。

2.紫苏叶饮片 为皱缩卷曲的叶或为不规则的碎段。叶完整者展平后呈卵圆形。边缘具圆锯齿。两面紫色或上表面绿色，下表面紫色，疏生灰白色毛。叶柄紫色或紫绿色。带嫩枝者，枝的直径2～5mm，紫绿色，切面中部有髓。气清香，味微辛。

【质量】紫苏叶以叶片大、色紫、不碎、香气浓、无枝梗者为佳。

【性味与归经】辛，温。归肺、脾经。

【功能与主治】解表散寒，行气和胃。用于风寒感冒，咳嗽呕恶，妊娠呕吐，鱼蟹中毒。

【用法与用量】5～10g。

四、果实、种子类中药饮片的识别

高级中药调剂员需掌握中级的30种及以下5种，共35种果实、种子类中药饮片。

葶苈子

【来源】本品为十字花科植物播娘蒿或独行菜的干燥成熟种子。前者习称“南葶苈子”，后者习称“北葶苈子”。

【采收加工】夏季果实成熟时采割植株，晒干，搓出种子，除去杂质。

【产地】南葶苈子主产于华东、中南等地；北葶苈主产于华北、东北等地。夏季采收。

【性状】

1.南葶苈子　呈长圆形略扁。表面棕色或红棕色，微有光泽，有细密网纹，具纵沟2条，其中1条较明显。一端钝圆，另端微凹或较平截，种脐类白色，位于凹入端或平截处。气微，味微辛、苦，略带黏性。

北葶苈子　呈扁卵形。一端钝圆，另端尖而微凹，种脐位于凹入端。味微辛辣，黏性较强。

2.炒葶苈子　形如葶苈子，微鼓起，表面棕黄色。有油香气，不带黏性。

【质量】葶苈子以粒充实、棕色者为佳。

【性味与归经】辛、苦，大寒。归肺、膀胱经。

【功能与主治】泻肺平喘，行水消肿。用于痰涎壅肺，喘咳痰多，胸胁胀满，不得平卧，胸腹水肿，小便不利。

【用法与用量】3～10g，包煎。

肉豆蔻

【来源】本品为肉豆蔻科植物肉豆蔻的干燥种仁。

【产地】主产于印度尼西亚、马来西亚、斯里兰卡等国。

【采收加工】冬、春二季果实成熟时采收，除去皮壳后，干燥。

【性状】

1.肉豆蔻　呈卵圆形或椭圆形。表面灰棕色或灰黄色，有时外被白粉（石灰粉末）。全体有浅色纵行沟纹和不规则网状沟纹。种脐位于宽端，呈浅色圆形突起，合点呈暗凹陷。种脊呈纵沟状，连接两端。质坚，断面显棕黄色相杂的大理石花纹，宽端可见干燥皱缩的胚，富油性。气香浓烈，味辛。

2.麸煨肉豆蔻　形如肉豆蔻，表面为棕褐色，有裂隙。气香，味辛。

【质量】肉豆蔻以个大、体重、坚实、油性足、香气浓者为佳。

【性味与归经】辛，温。归脾、胃、大肠经。

【功能与主治】温中行气，涩肠止泻。用于脾胃虚寒，久泻不止，脘腹胀痛，食少呕吐。

【用法与用量】3～10g。

芥子

【来源】本品为十字花科植物白芥或芥的干燥成熟种子。前者习称“白芥子”，后者习称“黄芥子”。

【采收加工】夏末秋初果实成熟时采割植株，晒干，打下种子，除去杂质。

【产地】主产于安徽、河南等地。

【性状】

1.白芥子 呈球形。表面灰白色至淡黄色，具细微的网纹，有明显的点状种脐。种皮薄而脆，破开后内有白色折叠的子叶，有油性。气微，味辛辣。

黄芥子 较小。表面黄色至棕黄色，少数呈暗红棕色。研碎后加水浸湿，则产生辛烈的特异臭气。

2.炒芥子 形如芥子，表面淡黄色至深黄色（炒白芥子）或深黄色至棕褐色（炒黄芥子），偶有焦斑。有香辣气。

【质量】芥子以粒大、饱满者为佳。

【性味与归经】辛，温。归肺经。

【功能与主治】温肺豁痰利气，散结通络止痛。用于寒痰咳嗽，胸胁胀痛，痰滞经络，关节麻木、疼痛，痰湿流注，阴疽肿毒。

【用法与用量】3～9g。外用适量。

莱菔子

【来源】本品为十字花科植物萝卜的干燥成熟种子。

【采收加工】夏季果实成熟时采割植株，晒干，搓出种子，除去杂质，再晒干。

【产地】全国各地均产。

【性状】

1. 莱菔子 呈类卵圆形或椭圆形，稍扁。表面黄棕色、红棕色或灰棕色。一端有深棕色圆形种脐，一侧有数条纵沟。种皮薄而脆，子叶2，黄白色，有油性。气微，味淡、微苦辛。

2.炒莱菔子 形如莱菔子，表面微鼓起，色泽加深，质酥脆。气微香。

【质量】莱菔子以颗粒饱满者为佳。

【性味与归经】辛、甘，平。归肺、脾、胃经。

【功能与主治】消食除胀，降气化痰。用于饮食停滞，脘腹胀痛，大便秘结，积滞泻痢，痰壅喘咳。

【用法与用量】5～12g。

夏枯草

【来源】本品为唇形科植物夏枯草的干燥果穗。

【采收加工】夏季果穗呈棕红色时采收，除去杂质，晒干。

【产地】主产于江苏、浙江、安徽、河南、湖北等地。

【性状】呈圆柱形，略扁；淡棕色至棕红色。全穗由数轮至十数轮宿萼与苞片组成，每轮有对生苞片2片，呈扇形，先端尖尾状，脉纹明显，外表面有白毛。每一苞片内有花3朵，花冠多已脱落，宿萼二唇形，内有小坚果4枚，卵圆形，棕色，尖端有白色突起。体轻。气微，味淡。

【质量】夏枯草以穗大、色棕红者为佳。

【性味与归经】辛、苦，寒。归肝、胆经。

【功能与主治】清肝泻火，明目，散结消肿。用于目赤肿痛，目珠夜痛，头痛眩晕，瘰疬，瘿瘤，乳痈，乳癖，乳房胀痛。

【用法与用量】9～15g。

五、全草类中药饮片的识别

高级中药调剂员需掌握中级的25种及以下5种，共30种全草类中药饮片。

透骨草

【来源】本品为大戟科植物地构叶的干燥地上部分。

【采收加工】5～6月间开花结实时采收。

【产地】主产于山东、河南、江苏等地。

【性状】本品茎呈圆柱形，微有棱，多分枝，表面淡绿色至灰绿色，被柔毛；质脆，易折断。叶互生，多破碎脱落，灰绿色，两面被毛。总状花序或果序，花小；蒴果三棱状扁球形。气微，味淡而后微苦。

【质量】透骨草以色绿、枝嫩、带有珍珠状果实者为佳。

【性味与归经】辛，温。归肝、肾经。

【功能与主治】散风去湿，活血止痛。用于风湿痹痛，筋骨挛缩，寒湿脚气，腰部扭伤，瘫痪，闭经，阴囊湿疹，疮疖肿毒。

【用法与用量】9～15g。

【注意事项】孕妇禁服。

紫花地丁

【来源】本品为堇菜科植物紫花地丁的干燥全草。

【采收加工】春、秋二季采收，除去杂质，晒干。

【产地】主产于江苏、浙江、安徽、福建、河南、山东、江西等地。

【性状】多皱缩成团。主根长圆锥形；淡黄棕色，有细纵皱纹。叶基生，灰绿色，展平后叶片呈披针形或卵状披针形；先端钝，基部截形或稍心形，边缘具钝锯齿，两面有毛；叶柄细，上部具明显狭翅。花茎纤细；花瓣5，紫堇色或淡棕色；花距细管状。蒴果椭圆形或3裂，种子多数，淡棕色。气微，味微苦而稍黏。

【质量】紫花地丁以完整、主根圆锥形、叶灰绿色、叶柄具明显狭翅、花紫色者为佳。

【性味与归经】苦、辛，寒。归心、肝经。

【功能与主治】清热解毒，凉血消肿。用于疔疮肿毒，痈疽发背，丹毒，毒蛇咬伤。

【用法与用量】15～30g。

肉苁蓉

【来源】本品为列当科植物肉苁蓉或管花肉苁蓉的干燥带鳞叶的肉质茎。

【采收加工】春季苗刚出土时或秋季冻土之前采挖，除去茎尖，切段，晒干。

【产地】主产于内蒙古、甘肃、新疆、青海等地。

【性状】

1. 肉苁蓉　呈扁圆柱形，稍弯曲。表面棕褐色或灰棕色，密被覆瓦状排列的肉质鳞叶，通常鳞叶先端已断。体重，质硬，微有柔性，不易折断，断面棕褐色，有淡棕色点状维管束，排列成波状环纹。气微，味甜、微苦。

管花肉苁蓉　呈类纺锤形、扁纺锤形或扁柱形，稍弯曲。表面棕褐色至黑褐色。断面颗粒状，灰棕色至灰褐色，散生点状维管束。

2. 肉苁蓉片　呈不规则形的厚片。表面棕褐色或灰棕色。有的可见肉质鳞叶。切面有淡棕色或棕黄色点状维管束，排列成波状环纹。气微，味甜、微苦。

3. 酒苁蓉　形如肉苁蓉片。表面黑棕色，切面点状维管束，排列成波状环纹。质柔润。略有酒香气，味甜，微苦。

【质量】肉苁蓉以条粗壮、密被鳞叶、色棕褐、质柔润者为佳。

【性味与归经】甘、咸，温。归肾、大肠经。

【功能与主治】补肾阳，益精血，润肠通便。用于肾阳不足，精血亏虚，阳痿不孕，腰膝酸软，筋骨无力，肠燥便秘。

【用法与用量】6～10g。

穿心莲

【来源】本品为爵床科植物穿心莲的干燥地上部分。

【采收加工】秋初茎叶茂盛时采割，晒干。

【产地】主产于广东、广西、福建等地。

【性状】

1.穿心莲　茎呈方柱形，多分枝，节稍膨大；质脆，易折断。单叶对生，叶柄短或近无柄；叶片皱缩、易碎，完整者展平后呈披针形或卵状披针形，先端渐尖，基部楔形下延，全缘或波状；上表面绿色，下表面灰绿色，两面光滑。气微，味极苦。

2.穿心莲饮片　呈不规则的段。茎方柱形，节稍膨大；切面不平坦，具类白色髓。叶片多皱缩或破碎，完整者展平后呈披针形或卵状披针形，先端渐尖，基部楔形下延，全缘或波状；上表面绿色，下表面灰绿色，两面光滑。气微，味极苦。

【质量】穿心莲以茎细、叶多、色绿者为佳。

【性味与归经】苦，寒。归心、肺、大肠、膀胱经。

【功能与主治】清热解毒，凉血，消肿。用于感冒发热，咽喉肿痛，口舌生疮，顿咳劳嗽，泄泻痢疾，热淋涩痛，痈肿疮疡，蛇虫咬伤。

【用法与用量】6～9g。外用适量。

白花蛇舌草

【来源】本品为茜草科植物白花蛇舌草的干燥全草。

【采收加工】夏、秋二季采收，除去杂质，晒干。

【产地】主产于云南、广东、广西、福建。

【性状】本品为不规则的段。茎纤细，扁圆柱形，表面灰绿色、灰褐色或灰棕色，基部常分枝，无毛。叶对生，无柄，皱缩，常脱落，完整叶片呈条形或条状披针形。花偶见，细小，花冠白色。蒴果扁球形，单生或双生于叶腋。气微，味微苦。

【质量】白花蛇舌草以叶多、色灰绿、具花果者为佳。

【性味与归经】微苦、甘，寒。归胃、大肠、小肠经。

【功能与主治】清热解毒，利湿通淋。用于痈肿疮毒，咽喉肿痛，毒蛇咬伤，热淋涩痛，湿热黄疸。

【用法与用量】15～60g。外用适量。

六、树脂、动物、矿物、藻菌类及其他类中药饮片的识别

高级中药调剂员需掌握中级的30种及以下5种，共35种树脂、动物、矿物、藻菌类

及其他类中药饮片。下面介绍树脂类中药饮片品种——血竭，动物类中药饮片品种——僵蚕，矿物类中药饮片品种——赭石，藻菌类中药饮片品种——灵芝，其他类中药饮片品种——五倍子。

血 竭

【来源】本品为棕榈科麒麟竭果实渗出的树脂经加工制成。

【采收加工】秋季采果实，置蒸笼内蒸煮，使树脂渗出；或将树干砍破，使树脂自然流出，凝固而成。

【产地】主产于印度尼西亚、马来西亚、伊朗等国，我国广东、台湾等地亦有种植。

【性状】略呈类圆四方形或方砖形，表面暗红，有光泽，附有因摩擦而成的红粉。质硬而脆，破碎面红色，研粉为砖红色。气微，味淡。在水中不溶，在热水中软化。火烧时有呛鼻的烟气。

【质量】血竭以表面黑红色、研粉血红色、火烧呛鼻、无松香气、无杂质者为佳。

【性味与归经】甘、咸，平。归心、肝经。

【功能与主治】活血定痛，化瘀止血，生肌敛疮。用于跌打损伤，心腹瘀痛，外伤出血，疮疡不敛。

【用法与用量】研末，1～2g，或入丸剂。外用研末撒或入膏药用。

僵 蚕

【来源】本品为蚕蛾科昆虫家蚕 4～5龄的幼虫感染（或人工接种）白僵菌而致死的干燥体。

【采收加工】多于春、秋季生产，将感染白僵菌病死的蚕干燥。

【产地】主产于浙江、江苏、四川等养蚕区。

【性状】略呈圆柱形，多弯曲皱缩。表面灰黄色，被有白色粉霜状的气生菌丝和分生孢子。头部较圆，足8对，体节明显，尾部略呈二分歧状。质硬而脆，易折断，断面平坦，外层白色，中间有亮棕色或亮黑色的丝腺环4个。气微腥，味微咸。

【质量】僵蚕以条粗、质硬、断面光亮者为佳。

【性味与归经】咸、辛，平。归肝、肺、胃经。

【功能与主治】息风止痉，祛风止痛，化痰散结。用于肝风夹痰，惊痫抽搐，小儿急惊风，破伤风，中风口㖞，风热头痛，目赤咽痛，风疹瘙痒，发颐痄腮。

【用法与用量】5～10g。

赭　石

【来源】本品为氧化物类矿物刚玉族赤铁矿，主含三氧化二铁（Fe_2O_3）。

【采收加工】采挖后，除去杂石。

【产地】主产于山西、河北、河南、山东等地。

【性状】本品为鲕状、豆状、肾状集合体，多呈不规则的扁平块状。暗棕红色或灰黑色，条痕樱红色或红棕色，有的有金属光泽。一面多有圆形的突起，习称“钉头”；另一面与突起相对应处有同样大小的凹窝。体重，质硬，砸碎后断面显层叠状。气微，味淡。

【质量】赭石以色红棕色、破碎面显层叠状、有“钉头”者为佳。

【性味与归经】苦，寒。归肝、心、肺、胃经。

【功能与主治】平肝潜阳，重镇降逆，凉血止血。用于眩晕耳鸣，呕吐，噫气，呃逆，喘息，吐血，衄血，崩漏下血。

【用法与用量】9～30g，先煎。

【注意事项】孕妇慎用。

灵　芝

【来源】本品为多孔菌科真菌赤芝或紫芝的干燥子实体。

【采收加工】全年采收，除去杂质，剪除附有朽木、泥沙或培养基质的下端菌柄，阴干或在40～50℃烘干。

【性状】

赤芝　外形呈伞状，菌盖肾形、半圆形或近圆形，直径10～18cm，厚1～2cm。皮壳坚硬，黄褐色至红褐色，有光泽，具环状棱纹和辐射状皱纹，边缘薄而平截，常稍内卷。菌肉白色至淡棕色。菌柄圆柱形，侧生，少偏生，长7～15cm，直径1～3.5cm，红褐色至紫褐色，光亮。孢子细小，黄褐色。气微香，味苦涩。

紫芝　皮壳紫黑色，有漆样光泽。菌肉锈褐色。菌柄长17～23cm。味淡。

栽培品　子实体较粗壮、肥厚，直径12～22cm，厚1.5～4cm。皮壳外常被有大量粉尘样的黄褐色孢子。

【质量】灵芝以菌盖多、片大、肥厚、坚实者为佳。

【性味与归经】甘，平。归心、肺、肝、肾经。

【功能与主治】补气安神，止咳平喘。用于心神不宁，失眠心悸，肺虚咳喘，虚劳短气，不思饮食。

【用法与用量】6～12g。

五倍子

【来源】本品为漆树科植物盐肤木、青麸杨或红麸杨叶上的虫瘿，主要由五倍子蚜寄生而形成。

【采收加工】秋季采摘，置沸水中略煮或蒸至表面呈灰色，杀死蚜虫，取出，干燥。按外形不同，分为“肚倍”和“角倍”。

【产地】主产于四川、贵州、广西等地。

【性状】

肚倍　呈长圆形或纺锤形囊状。表面灰褐色或灰棕色，微有柔毛。质硬而脆，易破碎，断面角质样，有光泽，内壁平滑，有黑褐色死蚜虫及灰色粉状排泄物。气特异，味涩。

角倍　呈菱形，具不规则的钝角状分枝，柔毛较明显，壁较薄。

【质量】五倍子以个大、完整、壁厚、色灰褐色者为佳。

【性味与归经】酸、涩，寒。归肺、大肠、肾经。

【功能与主治】敛肺降火，涩肠止泻，敛汗，止血，收湿敛疮。用于肺虚久咳，肺热痰嗽，久泻久痢，自汗盗汗，消渴，便血痔血，外伤出血，痈肿疮毒，皮肤湿烂。

【用法与用量】3～6g。外用适量。

项目二　中药真伪鉴别

高级中药调剂员需掌握中级的20种及以下21种，共41种中药饮片的伪品及易混品种鉴别。

牡丹皮及其伪品

本品为毛茛科植物牡丹的干燥根皮。

【性状】

连丹皮　呈筒状或半筒状，有纵剖开的裂缝，略向内卷曲或张开，长5～20cm，直径0.5～1.2cm，厚0.1～0.4cm。外表面灰褐色或黄褐色，有多数横长皮孔样突起和细根痕，栓皮脱落处粉红色；内表面淡灰黄色或浅棕色，有明显的细纵纹，常见发亮的结晶。质硬而脆，易折断，断面较平坦，淡粉红色，粉性。气芳香，味微苦而涩。

刮丹皮　外表面有刮刀削痕，外表面红棕色或淡灰黄色，有时可见灰褐色斑点状残存外皮。

【伪品】

1.芍药根皮　本品为毛茛科植物芍药的干燥根的加工品。本品呈圆筒状，长短粗细不一，较牡丹皮薄。外表面淡红棕色，栓皮残留部分呈黑褐色或灰褐色，较光滑，具支根痕；内表面粉红色，具深色细纵条纹，常带有少数木部，无明亮的结晶体。质脆，略有弹性，断面平坦，粉红色或白色。气微，味微酸而涩。

2.朱砂根皮　本品为紫金牛科植物朱砂根的干燥根皮。本品根簇生于略膨大的根茎上，呈圆柱形，略弯曲。表面灰棕色或棕褐色，可见多数纵皱纹，有横向或环状断裂痕，皮部与木部易分离。质硬而脆，易折断，断面不平坦，皮部厚，约占断面的1/3～1/2，类白色或粉红色，外侧有紫红色斑点散在，习称“朱砂点”；木部黄白色，不平坦。气微，味微苦，有刺舌感。

3.茂丹皮　本品为毛茛科植物四川牡丹的干燥根皮。本品呈卷筒状或半卷筒状，有纵剖开的裂纹。外表面灰褐色或黄褐色，略粗糙，可见横长皮孔，栓皮脱落处显淡黄色或类白色，有的可见细小晶点。质硬而脆，易折断，断面类白色、黄白色或黄棕色，具粉性。有特殊香气，味辛微苦涩。

杜仲及其伪品

本品为杜仲科植物杜仲的干燥树皮。

【性状】本品呈板片状或两边稍向内卷，大小不一。外表面淡棕色或灰褐色，有明显的皱纹或纵裂槽纹，有的树皮较薄，未去粗皮，可见明显的皮孔；内表面暗紫色，光滑。质脆，易折断，断面有细密、银白色、富弹性的橡胶丝相连。气微，味稍苦。

【伪品】

1.花皮胶藤　本品为夹竹桃科植物花皮胶藤的茎皮。本品呈卷筒状或槽状。带栓皮的外表面呈棕褐色，粗糙，具纵向皱纹，皮孔密集而明显，点状；内表面淡棕色。质硬，折断有稀疏白色胶丝，弹性差，拉之易断。气微，味稍涩。

2.红杜仲藤　本品为夹竹桃科植物红杜仲藤的茎皮。本品呈卷筒状或块状。外表面棕红色，粗糙，浅棕色的皮孔稀疏，有皱纹及横向细裂纹，刮掉栓皮的呈紫红色或红褐色；内表面浅红褐色，有细纵纹。质脆，易折断，断面有白色的胶丝相连。气微，味涩。

3.紫花络石　本品为夹竹桃科植物紫花络石的茎皮。本品呈单、双筒状或槽状，长短不等。外表面灰褐色，有明显突起的横长皮孔，并有微突起的横纹；内表面黄白色，有细纵纹。质硬而脆，易折断，断面有白色胶丝，拉之即断，无弹性。气微，味微苦。

何首乌及其伪品

本品为蓼科植物何首乌的干燥块根。

【性状】本品呈团块状或不规则纺锤形。表面红棕色或红褐色，皱缩不平，有浅沟，并有横长皮孔样突起和细根痕。体重，质坚实，不易折断，断面浅黄棕色或浅红棕色，显粉性，皮部有4～11个类圆形异型维管束环列，形成“云锦状花纹”，中央木部较大，有的呈木心。气微，味微苦而甘涩。

【伪品】

1.薯莨　本品为薯蓣科植物薯莨干燥块茎的加工品。本品多呈块片状。表面呈黑褐色，可见众多残存须根或须根痕。质韧，易折断，断面不平坦，略呈颗粒状。气微，味苦。

2.翼蓼 本品为蓼科植物翼蓼的干燥块根。本品呈不规则的团块。表面红棕色至棕褐色，有明显的深纵沟纹。断面鲜品类白色，干品红棕色。味苦、涩。

3.毛脉蓼 本品为蓼科植物毛脉蓼的干燥块根。本品呈团块状，根茎部有多数茎痕，呈疙瘩状。断面棕黄色或土黄色，带粉性，皮部无“云锦状花纹”，髓部有异常维管束。味微香而不苦。

4.牛皮消 本品为萝藦科植物牛皮消的干燥块根。本品呈不规则圆柱形。表面灰褐色，具不规则的皱纹、纵沟纹及横向皮孔状突起，外皮易剥落。质硬而脆，断面类白色，粉性，可见鲜黄色放射状纹理。气微香，味先苦而后甜。

5.隔山撬 本品为萝藦科植物隔山撬的干燥块根。本品呈圆柱形，略弯曲。深棕褐色的外皮多已去除，除去外皮者呈棕褐色，可见纵向皱纹、沟纹及黄棕色横向皮孔突起。断面灰淡白色，粉性，可见鲜黄色放射状纹理。味先苦而后甜。

6.白蔹 本品为葡萄科植物白蔹的干燥块根。本品纵瓣呈长圆形或近纺锤形，切面周边常向内卷曲，中部有一突起的纵棱线；外皮易层层脱落。斜片呈卵圆形，切面类白色或浅红棕色，可见放射状纹理，周边较厚，微翘起或略弯曲。体轻，质硬脆，易折断，断面皮部无“云锦状花纹”。味甘。

吴茱萸及其伪品

本品为芸香科植物吴茱萸、石虎或疏毛吴茱萸的干燥近成熟果实。

【性状】本品呈球形或略呈五角状扁球形，直径2～5mm。表面暗黄绿色至褐色，粗糙，有多数点状突起或凹下的油点。顶端有五角星状的裂隙，基部残留被有黄色茸毛的果梗。质硬而脆，横切面可见子房5室，每室有淡黄色种子1粒。气芳香浓郁，味辛辣而苦。

【伪品】

1.臭辣子 本品为芸香科植物臭辣树的干燥果实。本品呈星状扁球形。表面棕褐色或黑褐色，粗糙，有皱纹，突起的油点稀疏，没有吴茱萸明显。顶端呈梅花状深裂。种子黑褐色。质硬而脆。气特异，味苦、微辛辣或无辛辣味。

2.三叉苦 本品为芸香科植物三叉苦的干燥果实。本品开裂或不开裂，分果瓣1～3枚。呈五角状扁圆球形。表面棕红色至褐色，有少数突起的细小油点，顶端中央凹下，大多裂成5瓣，呈五角星状，每瓣呈室间开裂，种子外露；基部无花萼，少数有残留的果柄；破开后内为灰白色至棕色。微有香气，味苦、微辛辣。

3.巴氏吴茱萸 本品为芸香科植物巴氏吴茱萸的干燥果实。本品果实多成熟，开裂或不开裂，分果瓣4～5枚，辐射状排列。外果皮棕褐色至黑褐色，粗糙，少数具略突起的腺点；内果皮淡黄棕色，光滑，由基部向上反卷与外部果皮分离。果实下部具小形宿萼及果梗，果梗上疏被淡黄棕色绒毛。气淡，嚼之味苦，有辛、麻感。

4.华南吴茱萸 本品为芸香科植物华南吴茱萸的干燥成熟果实。本品果实多成熟，开裂，分果瓣4～5枚，辐射状排列。外果皮棕褐色至红褐色，粗糙，具黄白色窝点；内果皮黄棕色，光滑，由基部向上反卷与外部果皮分离。下部具小形宿萼及果梗，果梗上疏被淡黄白色绒毛或几无毛。气淡，嚼之具芳香味。

远志及其伪品

本品为远志科植物远志或卵叶远志的干燥根。

【性状】本品呈圆柱形，略弯曲。表面灰黄色至灰棕色，有较密并深陷的横皱纹、纵皱纹及裂纹，老根的横皱纹较密更深陷，略呈结节状。质硬而脆，易折断，断面皮部棕黄色，木部黄白色，皮部易与木部剥离，抽取木心者中空。气微，味苦、微辛，嚼之有刺喉感。

【伪品】

1.野胡麻根 本品为玄参科植物野胡麻的干燥根。本品呈类圆柱形，表面黄棕色或灰褐色，有纵皱纹及须根痕，较远志粗壮。味微苦，嚼之无刺喉感。

2.三叶香草根 本品为报春花科植物三叶香草的干燥根。本品呈须状，簇生，纤细而柔韧，表面黄白色或浅棕色，具细密的纵皱纹。质较柔软，易折断，断面平坦，黄白色，略显粉质。气微香，味微苦、辛。

3.远志小草 本品为远志科植物远志或卵叶远志的干燥地上部分。本品多加工成团状，长20～30cm。茎丛生，细弱，多分枝。叶互生，线形或卵圆形，全缘，无柄。

栀子及其伪品

本品为茜草科植物栀子的干燥成熟果实。

【性状】本品呈长卵圆形或椭圆形。表面红黄色或棕红色，具6条翅状纵棱，棱间常有1条明显的纵脉纹，并有分枝。顶端残存萼片，基部稍尖，有残留果梗。果皮薄而脆，略有光泽；内表面色较浅，有光泽，具2～3条隆起的假隔膜。种子多数，扁卵圆形，集结成团，深红色或红黄色，表面密具细小疣状突起。气微，味微酸而苦。

【伪品】

1.大黄栀子 本品为茜草科植物大黄栀子的干燥果实。本品呈圆形、椭圆形至长椭圆形。表面棕色至褐色，较光滑，有5条纵棱，稍凸起，棱间有1条纵脉纹。顶端宿存萼筒，基部有残留果柄。果皮厚而坚硬；内表面淡黄色，有光泽。种子多数，扁卵圆形，集结成团，暗红棕色或褐色，表面密具细小疣状突起，种子团椭圆形。气微，味淡。

2.水栀子 本品为茜草科植物大花栀子的干燥果实。本品呈长椭圆形。外表面红褐色、橙红色或红黄色，略具光泽，具6条翅状棱，棱间具1条明显纵脉，果皮表面散在小的疣状突起，顶端具宿萼残基，颜色较暗。果皮稍厚；内表面红黄色或鲜黄色，亦有的颜色不鲜明，有光泽，具2～3条隆起的假隔膜。折断面鲜黄色，种子团含种子110～250粒，单粒种子扁卵圆形，深红棕色，表面密具细小疣状突起。气微，味微酸而苦。

卷柏及其伪品

本品为卷柏科植物卷柏或垫状卷柏的干燥全草。

【性状】

卷柏 本品卷缩似拳状。枝丛生，扁而有分枝，绿色或棕黄色，向内卷曲，枝上密生鳞片状小叶，叶先端具长芒。中叶（腹叶）两行，卵状矩圆形，斜向上排列，叶缘膜质，有不整齐的细锯齿；背叶（侧叶）背面的膜质边缘常呈棕黑色。基部残留棕色至棕褐色须根，散生或聚生成短干状。质脆，易折断。气微，味淡。

垫状卷柏 须根多散生。中叶（腹叶）两行，卵状披针形，直向上排列。叶片左右两侧不等，内缘较平直，外缘常因内折而加厚，呈全缘状。

【伪品】

1.翠云草 本品为卷柏科植物翠云草的干燥全草。本品主茎长30～60cm，棕绿色，有棱，分枝处常生不定根。叶卵形，短尖头，2列疏生。侧枝常疏生，多回分叉，基部有不定根。营养叶二型，背腹各2列。中叶长卵形，渐尖头，全缘，向两侧平展。孢子叶卵状三角形，背部呈龙骨状隆起，先端渐尖，全缘，4列，覆瓦状排列。

2.中华卷柏 本品为卷柏科植物中华卷柏的干燥全草。植株细弱，主茎圆柱形，棕绿色，枝互生，二叉分。主茎及侧枝基部的叶疏生，钝尖，紧贴伏于茎。侧叶长圆形或长卵形，边缘膜质，有细锯齿。中叶长卵形，基部广楔形，钝尖，边缘厚膜质，有疏细齿或几无，两面光滑。

钩藤及其伪品

本品为茜草科植物钩藤、大叶钩藤、毛钩藤、华钩藤或无柄果钩藤的干燥带钩茎枝。

【性状】本品茎枝呈圆柱形或类方柱形。表面红棕色至紫红色者具细纵纹，光滑无毛；黄绿色至灰褐色者有的可见白色点状皮孔，被黄褐色柔毛。多数枝节上对生两个向下弯曲的钩（不育花序梗），或仅一侧有钩，另一侧为突起的疤痕；钩略扁或稍圆，先端细尖，基部较阔；钩基部的枝上可见叶柄脱落后的窝点状痕迹和环状的托叶痕。质坚韧，断面黄棕色，皮部纤维性，髓部黄白色或中空。气微，味淡。

【伪品】

1.攀茎钩藤 本品为茜草科植物攀茎钩藤的带钩茎枝。其茎枝呈方柱形，四面微有纵凹陷。表面棕黄色或棕红色，密被黄棕色或白色长柔毛，尤以钩尖端及茎节处更密。钩渐尖，顶端微膨大，基部稍扁平。断面髓部灰白色。

2. 平滑钩藤 本品为茜草科植物披平滑钩藤的带钩茎枝。本品性状特征与攀茎钩藤类似，唯钩卷曲明显。

砂仁及其伪品

本品为姜科植物阳春砂、绿壳砂或海南砂的干燥成熟果实。

【性状】

阳春砂、绿壳砂 呈椭圆形或卵圆形，有不明显的三棱，长1.5～2cm，直径1～1.5cm。表面棕褐色，密生刺状突起，顶端有花被残基，基部常有果梗。果皮薄而软。种子集结成团，具三钝棱，中有白色隔膜，将种子团分成3瓣，每瓣有种子5～26粒。种子为不规则多面体，直径2～3mm；表面棕红色或暗褐色，有细皱纹，外被淡棕色膜质假种皮；质硬，胚乳灰白色。气芳香而浓烈，味辛凉、微苦。

海南砂 呈长椭圆形或卵圆形，有明显的三棱，长1.5～2cm，直径0.8～1.2cm。表面被片状、分枝的软刺，基部具果梗痕。果皮厚而硬。种子团较小，每瓣有种子3～24粒，种子直径1.5～2mm。气味稍淡。

【伪品】

1. 艳山姜 本品为姜科植物艳山姜的干燥果实。本品呈卵圆形或扁圆形。表面橙黄色、黄棕色或淡棕色。可见10余条明显的纵棱，顶端常有宿存花萼，果皮革质。种子团松散。气弱，味淡。

2. 山姜 本品为姜科植物山姜的干燥果实或种子团。果实呈椭圆形。果皮多剥去，残存果皮表面土黄色至灰绿色。果皮光滑，薄，革质，易撕裂。气弱，味淡。

3. 瘤果豆蔻 本品为姜科植物瘤果豆蔻的干燥果实。果实呈椭圆形或圆球形。表面棕褐色，刺状突起较大而疏。果皮较厚而硬，不易撕裂。气弱，味微苦，无辛凉感。

4. 红壳砂仁 本品为姜科植物红壳砂仁的干燥果实或种子团。果实呈类球形。表面棕褐色，纵向棱线明显，刺状突起疏生且较大。种子成团。气微，味淡。

5. 长序砂仁 本品为姜科植物长序砂仁的果实。本品呈长卵圆形，略显三棱状。表面浅黄棕色，纵向棱线明显，疏生短柔刺，顶端花被残基较短，基部有果梗残基。果皮厚而硬，不易撕裂。种子团长圆形，具三钝棱，中间有黄棕色隔膜，将种子团分成3瓣。气弱，味淡。

6. 海南假砂仁 本品为姜科植物海南假砂仁的果实。本品呈长卵圆形，略显三棱状。表面土棕色至棕褐色，纵向棱线明显，刺状突起较大。果皮厚而硬，不易撕裂。种子团具三钝棱，中间有黄棕色隔膜，将种子团分成3瓣，每瓣有种子6～16粒。气弱，味淡。

胖大海及其伪品

本品为梧桐科植物胖大海的干燥成熟种子。

【性状】本品呈纺锤形或椭圆形，长2～3cm，直径1～1.5cm。先端钝圆，基部略尖而歪，具浅色的圆形种脐。表面棕色或暗棕色，微有光泽，具不规则的干缩皱纹。外层种皮极薄，质脆，易脱落。中层种皮较厚，黑褐色，质松易碎，遇水膨胀成海绵状。断面可见散在的树脂状小点。内层种皮可与中层种皮剥离，稍革质，内有2片肥厚胚乳，广卵形；子叶2枚，菲薄，紧贴于胚乳内侧，与胚乳等大。气微，味淡，嚼之有黏性。

【伪品】

1.圆粒苹婆　本品为梧桐科植物圆粒苹婆的干燥成熟种子。本品呈类球形。表面深黄色或黄褐色，有细密的网状纹理，外种皮质轻而疏松，但不脱落。振摇时有响声。以水浸泡膨胀慢，仅能膨胀至原体积的1.5～2倍，且比胖大海膨胀速度慢。味微甘。

2.橄榄　本品为橄榄科植物橄榄的干燥成熟果实。本品呈纺锤形或椭圆形，两端钝尖。表面棕色或黑褐色，果皮质硬，不易剥落。摇之不响。以水浸泡不膨胀。果肉味涩，久嚼微甜。

3.腰果　本品为漆树科植物腰果的果实。本品略呈肾形，侧向呈压扁状，宽端平截，有明显的果梗痕，侧端凹陷处有浅棕色花柱痕。表面棕褐色至棕黑色。种子肾形，种皮薄，棕色至褐色。子叶半月形。

人参及其伪品

本品为五加科植物人参干燥根和根茎。

【性状】主根呈纺锤形或圆柱形。表面灰黄色，上部或全体有疏浅断续的粗横纹及明显的纵皱，下部有支根2～3条，并着生多数细长的须根，须根上常有不明显的细小疣状突出。根茎（芦头）长1～4cm，直径0.3～1.5cm，多拘挛而弯曲，具不定根（艼）和稀疏的凹窝状茎痕（芦碗）。质较硬，断面淡黄白色，显粉性，形成层环纹棕黄色，皮部有黄棕色的点状树脂道及放射状裂隙。香气特异，微苦、甘。

或主根多与根茎近等长或较短，呈圆柱形、菱角形或人字形，长1～6cm。表面灰黄色，具纵皱纹，上部或中下部有环纹。支根多为2～3条，须根少而细长，清晰不乱，有较明显的疣状突起。根茎细长，少数粗短，中上部具稀疏或密集而深陷的茎痕。不定根较细，多下垂。

【伪品】

1.续断　本品为川续断科植物续断的干燥根。本品呈圆柱形，略扁，有的微弯曲。表面灰褐色或黄褐色，有稍扭曲或明显扭曲的纵皱及沟纹，可见横列的皮孔样斑痕和少数须根痕。质软，久置后变硬，易折断，断面不平坦，皮部墨绿色或棕色，外缘褐色或淡褐色，木部黄褐色，导管束呈放射状排列。气微香，味苦、微甜而后涩。

2.桔梗　本品为桔梗科植物桔梗的干燥根。本品呈圆柱形或略呈纺锤形，下部渐细，有的有分枝，略扭曲。表面黄棕色至灰棕色，去外皮者表面白色或淡黄白色，有横长的皮孔样斑痕及支根痕；有的顶端有较短的根茎或不明显，其上有数个半月形茎痕。质脆，断面形成层环棕色，皮部类白色，木部淡黄白色，习称“金井玉栏”，断面皮部无点状树脂道。气微，味微甜后苦。

3.沙参 本品为桔梗科植物沙参的干燥根。本品呈圆锥形或圆柱形，略弯曲。表面上部多有深陷的横纹，下部有浅皱纹及抽沟。体轻，质松泡，断面黄白色，多裂隙。气微，味微甘。

4.华山参 本品为茄科植物漏斗泡囊草的根。本品呈圆锥形或圆柱形，顶端常有残留的短根茎。根头有细横环纹，表面呈棕色，可见横向皮孔状瘢痕，栓皮脱落处呈黄色。气微，味甘而微苦，稍麻舌。

5.野豇豆 本品为豆科植物野豇豆的根。本品呈圆柱形或长纺锤形，顶端有残留草质茎痕。表面黄棕色，有纵皱纹及横向皮孔样疤痕。气微，味淡，微有豆腥味。

6.商陆 本品为商陆科植物商陆或垂序商陆的根。本品呈圆锥形或圆柱形，顶端有茎残基，折断面有数层同心性环纹。气微，味稍甜，久嚼麻舌。

红参及其伪品

本品为五加科植物人参的栽培品经蒸制后的干燥根和根茎。

【性状】主根呈纺锤形、圆柱形或扁方柱形。表面半透明，红棕色，偶有不透明的暗黄褐色斑块，具纵沟、皱纹及细根痕；上部有时具断续的不明显环纹；下部有2～3条扭曲交叉的支根，并带弯曲的须根或仅具须根残迹。根茎（芦头）长1～2cm，上有数个凹窝状茎痕（芦碗），有的带有1～2条完整或折断的不定根（艼）。质硬而脆，断面平坦，角质样。气微香而特异，味甘、微苦。

【伪品】

1.华山参 本品为茄科植物漏斗泡囊草的根。采挖后洗净，除去粗皮，与甘草、冰糖等共煮后，晒干，制成红参伪品。本品表面棕褐色或棕色，上部有密集的环纹；顶端常有1至数个根茎，其上有茎痕和疣状突起；质硬而脆，断面有细密的放射状纹理。

2.牛蒡根 本品为菊科植物牛蒡的干燥根。一般蒸制后冒充红参。本品呈纺锤形或长圆锥形，少分枝。表面棕褐色。质柔韧，断面皮部黄棕色，形成层环明显，木部黄白色，具放射状纹理。气微，味微苦，有黏性。

3.土人参 又称栌兰根，为马齿苋科植物土人参的干燥根。除去栓皮，蒸制后冒充红参。本品呈纺锤形或圆柱形，根头残留木质茎。表面灰黄色。质坚硬，易折断，断面类白色或黄白色，有放射状纹理，角质样。

4.商陆 本品为商陆科植物商陆或垂序商陆的干燥根。一般取细小的商陆经蒸制后伪充红参。本品除去栓皮呈棕褐色，有明显的纵皱纹，顶端有地上茎的残基，无芦碗。质坚实，难折断，断面可见数轮凹凸不平的同心环纹。气微，味微甜，久嚼麻舌。

5.野豇豆根 本品为豆科植物野豇豆的干燥根。除去栓皮，蒸制后伪充红参本品表面呈灰棕色，微透明，有明显的纵皱，根头残留木质茎，无芦碗。质坚实，较难折断。

6.山莴苣根 本品为菊科植物山莴苣的干燥根。经蒸制后，制成红参伪品。本品呈圆锥形，顶端有圆盘形的芽或芽痕，无芦头及芦碗。表面黄棕色至红棕色。质坚实，易折断，折断面近乎平坦，隐约可见不规则的形成层环纹。

7.紫茉莉根 本品为紫茉莉科植物紫茉莉的干燥根。除去栓皮，经蒸制后，制成红参伪品。本品表面栓皮大部分已除去，呈黑褐色，半透明状，可见明显的纵皱纹。质坚实，难折断，断面不平坦，角质样，有细小的白色晶点。

8.华北鸦葱根 本品为菊科植物华北鸦葱的干燥根。经蒸制后冒充红参。本品呈长圆柱形，下部不分枝或少有1～2条分枝；长30～40cm，较红参大。表面黄棕色，呈扭曲状，中下部具明显的纵沟及纵皱纹。质柔韧，不易折断，断面皮部较窄，黄棕色，形成层环明显，棕色，木部宽广，黄白色，具放射状纹理。气微，味甘。

八角茴香及其伪品

本品为木兰科植物八角茴香的干燥成熟果实。

【性状】本品为聚合果，多由8个蓇葖果组成，放射状排列于中轴上。蓇葖果长1～2cm，宽0.3～0.5cm，高0.6～1cm；外表面红棕色，有不规则皱纹，顶端呈鸟喙状，上侧多开裂；内表面淡棕色，平滑，有光泽；质硬而脆。果梗长3～4cm，连于果实基部中央，弯曲，常脱落。每个蓇葖果含种子1粒，扁卵圆形，长约6mm，红棕色或黄棕色，光亮，尖端有种脐；胚乳白色，富油性。气芳香，味辛、甜。

【伪品】

1.红茴香 本品为木兰科植物红茴香的干燥果实。本品与正品八角茴香相比，果实较瘦小，蓇葖有时长短大小不一，顶端细长渐尖，尖头长3～5mm；果皮较薄，背面粗糙，皱缩；香气也没有八角茴香那样香甜浓烈；尝之味先酸而后甘。本品有剧毒，不能作食用香料，过去有的地区当作八角茴香使用，发生严重中毒。

2.多蕊红茴香 本品为木兰科植物多蕊红茴香的干燥果实。其性状似红茴香，唯蓇葖果较宽，宽0.6～0.9cm。

3.野八角 本品为木兰科植物野八角的干燥果实。其由10～14个蓇葖果呈轮状排列而成聚合果；表面棕色；果柄较八角茴香短，长1.5～2cm；单一蓇葖果呈不规则广锥形，先端渐尖，略弯曲；种子棕褐色；味淡，久嚼有麻辣感。本品有毒，不能食用，切勿与八角茴香相混淆，以免中毒。

4.短柱八角 本品为木兰科植物短柱八角的干燥果实。其由10～13个蓇葖果呈轮状排列而成聚合果，表面褐色。果柄较八角茴香短，长2～2.5cm。蓇葖果先端急尖，顶端不弯曲。种子棕色；味微苦、辣，麻舌。

5.地枫皮 本品为木兰科植物地枫皮的干燥果实。本品为聚合果，通常由9～11个蓇葖果组成。直径2.5～3cm，果梗长1～4cm。蓇葖果大小不等，排列较密，先端急尖向上弯曲呈钩状。气香特异，味酸，微辛、涩。

6.莽草 本品为木兰科植物莽草的干燥果实。聚合果通常由10～13个蓇葖果呈轮状排列而成，表面红褐色。蓇葖果先端有较长而向后弯曲的尖头。种子棕褐色。味淡，久嚼麻舌。莽草果实有毒，不可作八角茴香使用。种子也有毒，浸出液可杀虫，作土农药。

三七及其伪品

本品为五加科植物三七的干燥根和根茎。支根习称“筋条”，根茎习称“剪口”。

【性状】主根呈类圆锥形或圆柱形。表面灰褐色或灰黄色，有断续的纵皱纹和支根痕。顶端有茎痕，周围有瘤状突起。体重，质坚实，断面灰绿色、黄绿色或灰白色，木部微呈放射状排列。气微，味苦回甜。

筋条　呈圆柱形或圆锥形。

剪口　呈不规则的皱缩块状或条状，表面有数个明显的茎痕及环纹，断面中心灰绿色或白色，边缘深绿色或灰色。

【伪品】

1.菊三七　菊三七，习称“土三七”，为菊科植物菊三七的根茎。本品呈拳形块状，全体有瘤状突起。顶端常有茎基或芽痕，下部有须根痕。表面灰棕色或棕黄色。质坚实，不易折断，断面不平，淡黄色，有菊花心。

2.藤三七　本品为落葵科植物落葵薯的块茎及珠芽。其块茎呈类圆柱形，珠芽呈不规则块状。断面粉性，经水煮后干燥者角质样。味微甜，嚼之有黏性。

3.峨参　本品为伞形科植物峨参的根，经加工制成三七伪品。本品呈爪状、瘤状或圆锥状。顶端有茎基残痕，基部稍尖或呈瘤状突起。质坚而重，断面黄白色，角质样。气微，味微辛。

4.竹节参　本品为五加科植物竹节参的根茎。本品略呈圆柱形，稍弯曲。表面黄色或黄褐色，粗糙，有致密的纵皱纹及根痕。节明显，每节有1凹陷的茎痕。质硬，断面黄白色至淡黄棕色，黄色点状维管束排列成环。气微，味苦、后微甜。

5.绵三七　本品为豆科植物鸡头薯的块根。本品近球形或短纺锤形。外表面褐色，有致密的纵皱纹和支根痕。质坚硬，断面平坦，黄白色，富粉性。气微，味微甘、苦涩。

6.景天三七　本品为景天科植物费菜的根和根茎。根茎短小，略呈块状；表面灰棕色，具结节状突起，附有多数绒毛状须根，紫褐色；质硬脆，易折断，断面淡棕红色至棕黑色。根数条，粗细不等。味微涩。

7.姜三七　本品为姜科植物土田七的根茎。本品呈球形或不规则球形。表面棕灰褐色，有环纹，顶端常有叶鞘残迹，多横连。质坚硬，断面黄棕色，呈粉性。气芳香，味辛辣。

8.莪术　本品为姜科植物蓬莪术、广西莪术或温郁金的干燥根茎。常将莪术加工后伪充三七。本品呈卵圆形、长卵形、圆锥形或长纺锤形。顶端多钝尖，基部钝圆，表面有环节。断面常附有灰棕色或淡黄色粉末，内皮层环明显，散在“筋脉点”（维管束）。气微香，味微苦而辛。

9.高良姜　本品为姜科植物高良姜的干燥根茎。本品呈圆柱形，多弯曲，有分枝。表面棕红色至暗褐色，有细密的纵皱纹和灰棕色的波状环节，一面有圆形的根痕。质坚韧，不易折断，断面灰棕色或红棕色，纤维性，中柱约占1/3。气香，味辛辣。

10.姜黄　本品为姜科植物姜黄的根茎。本品呈不规则卵圆形、圆柱形或纺锤形，常弯曲。表面深黄色，粗糙，有皱缩纹理和明显环节，并有圆形分枝痕及须根痕。质坚实，不易折断，断面棕黄色至金黄色，角质样，有蜡样光泽，内皮层环纹明显，维管束呈点状散在。气香特异，味苦、辛。

11. 木薯淀粉伪制品 属于模压假三七类，多由木薯淀粉伪制品而成。上端中心有一伪造突起的假茎基，周围有4～6个伪造的瘤状突起；表面刻有粗大突起的横向假皮孔，无皱纹。下端有的有2～3个分枝。质坚硬，断面角质样，无皮部与木部之分，无环纹，无“菊花心”（放射纹）。嚼之粘牙。放入水中加热，软化、溶散。

12. 聚乙烯伪制品 聚乙烯伪制品，外形与三七相似，击破后断面无天然植物组织结构，烧之有塑料焦臭气。

大黄及其伪品

本品为蓼科植物掌叶大黄、唐古特大黄或药用大黄的干燥根和根茎。

【性状】本品根呈类圆柱形、圆锥形、卵圆形或不规则块状。除尽外皮者表面黄棕色至红棕色，有的可见类白色网状纹理及星点（异型维管束）散在，残留的外皮棕褐色，多具绳孔及粗皱纹。质坚实，有的中心稍松软，断面淡红棕色或黄棕色，显颗粒性；根茎髓部宽广，有星点环列或散在；根木部发达，具放射状纹理，形成层环明显，无星点。气清香，味苦而微涩，嚼之粘牙，有沙粒感。

【伪品】

1. 酸模属大黄 酸模属大黄多收录于地方标准，称为土大黄，为蓼科酸模属多种植物的根及根茎，包括巴天酸模（又称“牛西西”“羊蹄根”）、红丝酸模、钝叶酸模等。本品肥厚粗大。表面暗褐色，皱褶而不平坦，残留多数细根。断面黄色，可见由表面凹入的深沟条纹，髓部无星点。气微，味苦。

2. 尼泊尔酸模 尼泊尔酸模，贵州省中药材标准称为土大黄，为蓼科植物尼泊尔酸模的根及根茎。本品呈类圆锥形，常有分支，根头部具残留茎基、棕色叶基纤维及支根痕，其下有密集横纹。表面黄棕色至棕褐色，多具纵沟及少量纵皱纹，全体有散在的横长皮孔。质硬易折断，断面稍平坦、有放射状纹理，由里至外多为棕、褐、黄三层颜色，有时也仅黄棕色。气微，味微苦涩。

3. 河套大黄 本品为蓼科植物河套大黄的根及根茎。本品呈类圆锥形。带栓皮的呈灰褐色或灰黑色，表面有纵皱纹，除去栓皮的呈黄褐色或土黄色。体轻。横断面淡黄红色，无星点。气微，味涩而微苦。稀乙醇浸出液置紫外光灯下显蓝紫色荧光，正品大黄显棕色主棕红色荧光。

4. 天山大黄 本品为蓼科植物天山大黄的根及根茎。表面有皱纹，棕褐色。体轻。断面黄色，无星点。闻之无正品大黄的特异气味。气微，口尝味微苦，有的微涩。稀乙醇浸出液置紫外光灯下显紫色荧光。

5. 藏边大黄 本品为藏医用药，藏药名“曲扎”，也叫印度大黄，为蓼科植物藏边大黄的根及根茎。根茎呈类圆锥形，根呈类圆柱形。外表多为红棕色，也有灰褐色，多纵皱纹。体轻。横断面浅棕灰色至灰蓝带紫；形成层环明显，髓部偶有星点。香气弱，味苦微涩。稀乙醇浸出液置紫外光灯下显蓝紫色荧光。

6.华北大黄 本品为蓼科植物华北大黄的根及根茎。本品表面有皱纹，黄棕色。质坚体轻。横断面有细密而直的红棕色射线（习称“直丝”），无星点。气浊，味涩而苦。稀乙醇浸出液置紫外光灯下显蓝紫色荧光。华北大黄多用作工业染料及兽药。

7.波叶组大黄 本品为蓼科波叶组多种植物的根及根茎。本品断面有明显的形成层环，髓部无星点；气微。

天麻及其伪品

本品为兰科植物天麻的干燥块茎。

【性状】本品呈椭圆形或长条形，略扁，皱缩而稍弯曲。表面黄白色至黄棕色，有纵皱纹及由潜伏芽排列而成的横环纹多轮，有时可见棕褐色菌索。顶端有红棕色至深棕色鹦嘴状的芽（习称“鹦哥嘴”）或残留茎基；另端有圆脐形疤痕。质坚硬，不易折断，断面较平坦，黄白色至淡棕色，角质样。气微，味甘。

【伪品】

1.马铃薯 本品为茄科植物马铃薯的块茎，通常去皮加工制成天麻伪品。马铃薯加工品表面无沟纹及皱纹，鹦哥嘴及点状环痕均为人工捏造，干后产生细裂纹，味淡且甜。

2.芭蕉芋 本品为美人蕉科植物芭蕉芋的根茎，经加工制成天麻伪品。本品呈长圆锥形，颇似天麻，但无鹦哥嘴，顶端有残留茎基，外被数片叶鞘；表面黄色，有粉霜，未去皮的可见轮状环节；质坚硬，断面半角质状，带粉性。

3.芋头 本品为天南星科植物芋的块茎，经加工制成天麻伪品。本品呈椭圆形或圆锥形，稍弯曲；外表淡黄色，半透明状，有不规则的纵向沟纹，少数可见针状环纹数圈。顶端留有粗短的芽苞（似鹦哥嘴），刚加工不久的芽苞显棕红色，久后变暗，芽苞周围有时可见残留的鳞片状叶基；下端有棕色的圆脐形疤痕。质松脆，易敲碎，碎块断面角质样，棕褐色或黄白色，可见散在的纤维样维管束。以温水浸泡后，有芋头特有气味，并渗出大量黏液。

4.大丽菊 本品为菊科植物大丽菊的块根，常经加工制成天麻伪品。大丽菊呈纺锤形，两端渐细；牙白色，有纵皱纹及细小的平行纹理，但无点状环纹；体轻，断面不整齐，角质样，可见明显的纤维束，有木心或中空。嚼之粘牙。

5.紫茉莉 本品为紫茉莉科植物紫茉莉的根，常经加工制成天麻伪品。紫茉莉呈长圆锥形，顶端有茎基痕，有的有分枝；横切面可见数轮至十数轮异常维管束，间断排列成环；味淡，久嚼麻舌，有刺喉感。

6.羊角天麻 本品为菊科植物羽裂蟹甲草或双舌蟹甲草的块茎加工品。本品呈纺锤形或长椭圆形，有的压扁；表面灰棕色，未去皮的呈棕黄色，有不规则纵沟纹及皱纹，并有须根痕和明显的横环纹；顶端有的具残茎基。质坚硬，不易折断。断面角质状，灰白色或黄白色，中空。

7.茅瓜根 为葫芦科植物茅瓜的块根，经加工后冒充天麻。本品呈纺锤形或块状，肉白色，有纵沟纹。质坚韧，容易吸潮发软。折断面不平坦，有多数纤维状牵连。

川贝母及其伪品

本品为百合科植物川贝母、暗紫贝母、甘肃贝母、梭砂贝母、太白贝母或瓦布贝母的干燥鳞茎。按性状不同分别习称“松贝”“青贝”“炉贝”和“栽培品”。

【性状】

松贝 呈类圆锥形或近球形。表面类白色。外层鳞叶2瓣，大小悬殊，大瓣紧抱小瓣，未抱部分呈新月形，习称“怀中抱月”；顶部闭合，内有类圆柱形、顶端稍尖的心芽和小鳞叶1～2枚；先端钝圆或稍尖，底部平，微凹入，中心有1灰褐色的鳞茎盘，偶有残存须根。质硬而脆，断面白色，富粉性。气微，味微苦。

青贝 呈类扁球形。外层鳞叶2瓣，大小相近，相对抱合，顶部开裂，内有心芽和小鳞叶2～3枚及细圆柱形的残茎。

炉贝 本品呈长圆锥形。表面类白色或浅棕黄色，有的具棕色斑点。外层鳞叶2瓣，大小相近，顶部开裂而略尖，基部稍尖或较钝。

栽培品 本品呈类扁球形或短圆柱形。表面类白色或浅棕黄色，稍粗糙，有的具浅黄色斑点。外层鳞叶2瓣，大小相近，顶部多开裂而较平。

【伪品】

1.平贝母 本品为百合科植物平贝母的干燥鳞茎。本品呈扁球形。表面黄白色至浅棕色。外层鳞叶2瓣，肥厚，大小相近或一片稍大抱合，顶端略平或微凹入，常稍开裂；中央鳞片小。质坚实而脆，断面粉性。气微，味苦。

2.一轮贝母 又称轮叶贝母，为百合科植物轮叶贝母的鳞茎。本品呈扁球形或圆锥形，直径约1cm。表面类白色或淡黄色。外层鳞瓣4～6枚，肥厚，轮生，顶端渐尖，开裂。中央有小鳞叶和心芽。质坚硬，断面角质样，断面白色，粉性。气微，味苦，有毒。

3.东贝母 药材商品称为东贝，为百合科植物东贝母的干燥鳞茎。本品呈扁球形，由1瓣较大的鳞叶和1～2瓣较小的鳞叶抱合而成；顶端钝圆，不开裂或微开裂。表面类白色或淡黄色。质坚实，断面粉性。气微，味苦。

4.草贝母 又称丽江山慈姑，为百合科植物益辟坚（山慈姑）的球茎。本品呈短圆锥形，顶端渐尖，底部呈脐状凹入或平截，表面黄白色或黄棕色，光滑，一侧有一处从基部伸至顶端的纵沟。质坚硬，断面角质样或略带粉质，类白色或黄白色，味苦而麻。本品含秋水仙碱等多种生物碱，有毒。

5.米贝母 本品为百合科植物米贝母的干燥鳞茎。本品呈莲座状，由3～4枚或更多球状鳞片和周围许多米粒状小鳞片组成。表面黄白色或浅棕黄色。

6.光慈姑 本品为百合科植物老鸦瓣的鳞茎。本品呈卵圆形，顶端渐尖，基部钝圆而稍凹入。表面类白色、黄白色或浅棕色，微有光泽，一侧有一条自基部直向上伸延的细浅纵沟；内有一圆锥形心芽。断面白色，粉性。气微，味淡。

7.唐菖蒲　本品为鸢尾科植物唐菖蒲的干燥球茎。本品呈类球形。顶端圆，中央凹入，常附有残存的黄棕色鳞片，近顶端处可见一明显的环纹；基部平或凹入，周围可见点状须根痕；不分瓣。质坚硬。味微酸而麻舌，久嚼有刺喉感。

冬虫夏草及其伪品

本品为麦角菌科真菌冬虫夏草菌寄生在蝙蝠蛾科昆虫幼虫上的子座和幼虫尸体的干燥复合体。

【性状】本品由虫体与从虫头部长出的真菌子座相连而成。虫体似蚕，长3～5cm，直径0.3～0.8cm；表面深黄色至黄棕色，有环纹20～30个，近头部的环纹较细；头部红棕色；足8对，中部4对较明显；质脆，易折断，断面略平坦，淡黄白色。子座细长圆柱形，长4～7cm，直径约0.3cm；表面深棕色至棕褐色，有细纵皱纹，上部稍膨大；质柔韧，断面类白色。气微腥，味微苦。

【伪品】

1.亚香棒虫草　本品为麦角菌科真菌霍克斯虫草菌寄生在鳞翅目昆虫幼虫上的干燥子座与幼虫尸体的复合体。本品虫体似蚕，头部红黄色或紫黑色，体表类白色，有20～30个环节，近头部有足3对，尾部1对，中部4对，气门点状，黑色，刮去外层灰白色菌膜，可见褐色或栗褐色虫体角皮；质脆，易折断，断面略平坦，黄白色。子座单生，或有分枝，头部短圆柱形，顶端圆钝，茶褐色，柄多弯曲，灰白色或灰黑色，具纵纹；质脆，易折断，断面疏松或空瘪。气香，味微咸（菌核）或淡（子座）。

2.蛹虫草　又称北虫草、蛹草，为麦角菌科真菌蛹虫草菌寄生在鳞翅目幼虫的茧和蛹上的干燥子座与幼虫尸体的复合体。本品子座头部椭圆形，顶端钝圆，橙黄色或橙红色；虫体呈椭圆形的蛹。

3.凉山虫草　本品为麦角菌科真菌凉山虫草菌寄生在鳞翅目昆虫幼虫上的干燥子座与幼虫尸体的复合体。本品虫体较粗，直径0.6～1cm；表面被棕褐色菌膜，菌膜脱落处暗红棕色；足和气门不明显；断面类白色，周边棕褐色。子座单生呈线形，纤细而长，表面黄棕色或黄褐色。

4.分枝虫草　本品为麦角菌科真菌分枝虫草菌寄生在鳞翅目昆虫幼虫上的干燥子座与幼虫尸体的复合体。

本品虫体形似蚕，表面黄绿色，入水后褪色而变为黄褐色或黑褐色；体表有25～35个环节，抹去黏附物可见胸部有6～8个点状痕，有足8～12对，胸部4对明显。子座自幼虫头部生长，成熟后呈1～5分枝状，柄部细长弯曲且表面有短线状突起。断面外层黑色，中心黄白色。气清香、微腥。

5.新疆虫草　本品为麦角菌科真菌新疆虫草菌寄生在蝙蝠蛾科昆虫幼虫体上的子座及幼虫尸体的复合体。带有子座者罕见。本品虫体形如蚕。表面深棕色、黄棕色或棕黄色，具光泽，有环纹20～40个。头部小，红棕色；有足8对，中部4对较明显；体轻，质脆，易折断，断面平坦，淡黄白色。子座罕见，细长圆柱形，较短，直径约0.6cm，黄棕色至棕褐色，顶端膨大成圆球形。气微腥，味微苦。

6.地蚕 本品为唇形科植物地蚕的块茎。本品呈纺锤形，两头尖。表面淡黄色或棕黄色，略皱缩而扭曲，具环节4～15个，节上有点状芽痕和须根痕。质脆，易折断，断面略平坦，类白色，颗粒状，可见棕色形成层环。气微，味甜，有黏性。本品放水中浸泡时易膨胀，结节状明显。

7.淀粉、石膏等的加工品 一般用面粉、玉米粉、石膏等加工伪制而成。其表面呈黄白色，“虫体”光滑，环纹明显。体重，断面整齐，淡白色。久嚼粘牙。遇碘液显蓝色。

天南星及其伪品

本品为天南星科植物天南星、异叶天南星或东北天南星的干燥块茎。

【性状】本品呈扁球形。表面类白色或淡棕色，较光滑，顶端有凹陷的茎痕，周围有麻点状根痕，有的块茎周边有小扁球状侧芽。质坚硬，不易破碎，断面不平坦，白色，粉性。气微辛，味麻辣。

【伪品】

1.虎掌南星 本品为天南星科植物掌叶半夏（虎掌）的干燥块茎。本品为不规则扁球形，由主块茎及周边附着的小扁球状侧芽组成，形如虎掌。表面类白色或淡棕褐色，较光滑，顶端有凹陷的茎痕，周围有麻点状根痕，底部稍钝圆。质坚硬，不易破碎，断面不平坦，白色，粉性。气微辛，味麻辣。

2.浅裂南星 本品又称花南星，为天南星科植物浅裂南星的块茎。本品呈扁圆形，直径2～5cm；表面深棕色。幼时可见周围着生小块茎，长大后小块茎即脱落而留有疤痕。气微，味辛、麻，刺舌。

3.城口南星 本品习称“螃蟹七”“狗爪南星”，为天南星科植物城口南星的块茎经蒸煮加工制得。城口南星多呈不规则扁球形，周边有数个侧芽；表面淡黄色或绿黑色；断面呈角质状。

4.朝鲜天南星 本品为天南星科植物朝鲜天南星的干燥块茎。本品呈扁球状；表面淡棕色或棕色，较光滑，顶端有凹陷的茎痕，周围有麻点状根痕，周边靠外缘有小扁球状侧芽。质坚硬，不易破碎，断面不平坦，白色，粉性。气微辛，味麻辣。

瓜蒌子及其伪品

本品为葫芦科植物栝楼或双边栝楼的干燥成熟种子。

【性状】

栝楼 呈扁平椭圆形。表面浅棕色至棕褐色，平滑，沿边缘有1圈沟纹。顶端较尖，有种脐，基部钝圆或较狭。种皮坚硬；内种皮膜质，灰绿色，子叶2，黄白色，富油性。

气微，味淡。

双边栝楼　较大而扁。表面棕褐色，沟纹明显而环边较宽。顶端平截。

【伪品】

1.密毛栝楼子　称毛栝楼子，为葫芦科植物密毛栝楼的种子。呈倒卵状三角形或阔椭圆形。淡棕褐色或黄白色，较粗糙，中央有一圈棱线。顶端微凹，基部窄瘦或钝圆。

2.红花栝楼子　本品为葫芦科植物红花栝楼的种子。呈长圆状椭圆形。表面浅棕色或黄白色，扁平，中央有一圈细小窄带。顶端宽，扁薄，带黑色，基部平截，有小缺刻或偏斜。破开种子，顶端和基部两角隅种壳的愈合壁最厚。

3.糙点栝楼子　本品为葫芦科植物糙点栝楼的种子。本品呈椭圆形或长卵形。表面灰白色或灰棕色，膨胀。无棱线。顶端圆弧状或平截，基部钝圆，有的稍斜窄。

4.长萼栝楼子　本品为葫芦科植物长萼栝楼的种子。本品呈类长方形。表面灰棕色或浅棕色，中央有微凸的窄带，较粗糙。顶端和基部钝圆或平截。

5.趾叶栝楼子　本品为葫芦科植物趾叶栝楼的种子。本品呈宽卵形或三角状卵形，似橘核。表面棕色，膨胀，无棱线。顶端扁薄，带黑色，基部圆鼓，有的略斜，最膨胀处位于中后部。

6.马干铃栝楼子　本品为葫芦科植物马干铃栝楼的种子。本品呈阔卵状楔形，似斧头，有的折翘。表面黑褐色或棕褐色，中央有一条稍隆起的棱线或窄带，直或弯曲。顶端平截，基部楔形或偏斜。破开种子，顶端和基部种壳的愈合壁最厚。

7.大子栝楼子　本品为葫芦科植物大子栝楼（又称截叶栝楼）的干燥成熟种子。本品呈卵状椭圆形，较大，长2～3cm，宽1.5～2cm，厚0.4～0.6cm。表面浅棕色或黄棕色。

8.大苞栝楼子　本品为葫芦科植物大苞栝楼的干燥成熟种子。本品呈长方至矩状椭圆形，种脐一端扁圆形，黑色，另一端方形或微凹。

9.两广栝楼子　本品为葫芦科植物两广栝楼的种子。本品呈卵形，淡褐色，种脐端钝，另端圆形，具棱线。

10.湖北栝楼子　本品为葫芦科植物湖北栝楼的干燥种子。本品多呈长方椭圆形。表面呈黄棕色至棕色，有细皱纹或较光滑，没有明显的边棱，可见一条浅棕色的环带。一端钝圆，另一端平截或微凹。

11.川贵栝楼子　本品为葫芦科植物川贵栝楼的种子。本品呈长方椭圆形。表面黄棕色，边缘完整或有1～4个波齿。

半夏及其伪品

本品为天南星科植物半夏的干燥块茎。

【性状】本品呈类球形，有的稍偏斜。表面白色或浅黄色，顶端有凹陷的茎痕，周围密布麻点状根痕；下面钝圆，较光滑。质坚实，断面洁白，富粉性。气微，味辛辣、麻舌而刺喉。

【伪品】

1.水半夏 本品为天南星科植物鞭檐犁头尖的块茎。本品呈圆锥形、半圆形或椭圆形。表面类白色至棕黄色，隐约可见多数细小根痕，上端类圆形，有凸起的叶痕或芽痕。质坚实，断面白色。气微，味辛辣、麻舌而刺喉。

2.犁头尖 本品为天南星科植物犁头尖的干燥块茎。本品呈长圆锥形，较小，直径0.3～1cm。顶端芽痕偏向一侧，小而浅；须根痕及珠芽痕遍布全体，珠芽痕常见。断面白色，粉性较小。

3.滴水珠 本品为天南星科植物滴水珠的干燥块茎。本品为扁圆近球形，直径0.8～3.5cm，高约1cm，四周有时可见疣状突起的小块茎。表面浅黄色或浅棕色，顶端平，中心有凹陷的茎痕，有时可见点状根痕；底部扁圆，有皱纹，表面较粗糙。质坚实，断面白色，富粉性。气微，味辛辣、麻舌而刺喉。

4.山珠半夏 又称山珠南星，为天南星科植物山珠南星的干燥块茎。本品呈扁球形或近球形；顶端茎痕居中央，芽痕位于周围，有稀疏的皮孔状须根痕。断面白色。

5.掌叶半夏 又称“狗爪半夏”，为天南星科植物掌叶半夏的干燥小型块茎。本品呈圆形、椭圆形或类多角形，较大，直径3～4cm。外皮粗糙，褐色，剥去外皮为类白色或淡黄棕色。顶端有深陷的茎痕，有的周边生数个扁球状侧块茎，形如虎掌或狗爪。

6.小天南星 本品为天南星科植物天南星的干燥小块茎。本品呈扁球形，直径2～4cm，顶部扁平，周围生根，常有若干侧生芽眼。

测试题

一、单项选择题

1.狗脊的“熟狗脊片”性状特征是（　　）。

A. 切面浅棕色，质脆有粉性　　B. 表面残留金黄色绒毛，质坚硬

C. 呈黑棕色，质坚硬　　D. 表面深棕色，有隆起的木质部环纹

2.骨碎补的采收加工方式中，除去泥沙、干燥外，还可能进行的操作是（　　）。

A. 蒸制后切片　　B. 燎去茸毛（鳞片）

C. 堆置发汗　　D. 沸水烫后去皮

3.何首乌的质量评价中，最佳特征是（　　）。

A. 断面云锦状花纹明显　　B. 表面红褐色，质轻

C. 木部较小，无粉性　　D. 味极苦，无甘涩

4.羌活中“竹节羌”的性状特征是（　　）。

A. 节间延长，形如竹节状　　B. 根茎粗大，不规则结节状

C. 表面棕褐色，近根茎处有密环纹　　D. 断面皮部浅棕色，木部黄白色

5. 前胡饮片的切面特征包括（　　）。

A. 皮部散有棕黄色油点，放射状纹理　　B. 形成层环紫色，断面类白色

C. 切面黄棕色，有明显髓部　　D. 木部占大部分，无油点

6. 北沙参的性状描述中，错误的是（　　）。

A. 表面淡黄白色，有细纵皱纹　　B. 断面形成层环棕黄色至深褐色

C. 质坚脆，易折断　　D. 顶端常留有绿色茎基

7. 黄精的“鸡头黄精”性状特征是（　　）。

A. 结节状弯柱形，表面半透明　　B. 长条结节块状，表面灰黄色

C. 肥厚肉质结节块状，表面淡黄色　　D. 断面角质，味苦

8. 通草与小通草的主要区别是（　　）。

A. 通草有银白色光泽，小通草无　　B. 通草来源于五加科，小通草来源于豆科

C. 小通草断面空心，通草实心　　D. 小通草水浸后有黏滑感，通草无

9. 松花粉的药用部位是（　　）。

A. 干燥根　　B. 干燥花粉

C. 干燥花蕾　　D. 干燥柱头

10. 密蒙花的主产地不包括下列哪个地区？（　　）

A. 湖北　　B. 四川

C. 广东　　D. 陕西

11. 款冬花的采收时间是（　　）。

A.12 月或地冻前　　B. 春季花未开放时

C. 夏季花开放时　　D. 秋季果实成熟时

12. 旋覆花的注意事项是（　　）。

A. 孕妇慎用　　B. 阴虚痨嗽、风热燥咳者禁用

C. 脾胃虚寒者忌服　　D. 血热者禁用

13. 蒲黄的来源是（　　）。

A. 菊科　　B. 香蒲科

C. 鸢尾科　　D. 唇形科

14. 西红花的药用部位是（　　）。

A. 干燥花　　B. 干燥花序

C. 干燥柱头　　D. 干燥果实

15. 石韦的功效不包括下列哪项？（　　）

A. 利尿通淋　　B. 凉血止血

C. 清肺止咳　　D. 解表散寒

16. 大青叶的来源植物属于哪个科？（　　）

A. 十字花科　　B. 蓼科

C. 水龙骨科　　D. 蔷薇科

17. 蒲黄的药用部位是（　　）。

A. 干燥根　　B. 干燥花粉

C. 干燥叶片　　D. 干燥茎髓

18. 枇杷叶的炮制方法不包括下列哪项?（　　）

A. 蜜炙　　B. 酒炙　　C. 切丝　　D. 生用

19. 紫苏叶的性味是（　　）。

A. 苦，寒　　B. 甘，温　　C. 辛，温　　D. 辛，凉

20. 下列哪项不是蜜款冬花的性状特征?（　　）

A. 表面棕黄色或棕褐色　　B. 具蜜香气

C. 味微甜　　D. 断面有白色橡胶丝样绵毛

21. 旋覆花的用法用量是（　　）。

A. 3～9g，包煎　　B. 5～10g，先煎

C. 1～3g，泡服　　D. 6～12g，后下

22. 蒲黄炭的性状特征是（　　）。

A. 黄色粉末，体轻　　B. 棕褐色粉末，具焦香气

C. 暗红色，质松软　　D. 灰黄色，密被茸毛

23. 密蒙花的功能主治不包括（　　）。

A. 清热泻火　　B. 养肝明目　　C. 退翳　　D. 燥湿敛疮

24. 非河南道地药材的是（　　）。

A. 地黄　　B. 牛膝　　C. 当归　　D. 菊花

25. 入药部位为果穗的中药是（　　）。

A. 款冬花　　B. 夏枯草　　C. 丁香　　D. 款冬花

26. 肉豆蔻的功能是（　　）。

A. 温中行气，涩肠止泻　　B. 益肾固精缩尿，养肝明目

C. 敛肺定喘，止带缩尿　　D. 敛肺降火，涩肠止泻

27. 赭石主含成分为（　　）。

A. 硫化汞　　B. 硫化亚铁　　C. 四氧化三铁　　D. 三氧化二铁

28. 灵芝为多孔菌科真菌赤芝或紫芝的（　　）。

A. 树脂　　B. 子实体　　C. 菌核　　D. 叶汁干燥物

29. 五倍子的采收季节是（　　）。

A. 春季　　B. 夏季　　C. 秋季　　D. 冬季

30. 血竭的用量是（　　）。

A. 1～2g　　B. 1～5g　　C. 3～6g　　D. 5～10g

31. 红参伪品的断面可见数轮凹凸不平的同心环纹的是（　　）。

A. 华山参　　B. 牛蒡根　　C. 商陆　　D. 野豇豆根

32. 八角茴香伪品中，由10～14个蓇葖果呈轮状排列组成，且有毒的是（　　）。

A. 红茴香　　B. 多蕊红茴香　　C. 野八角　　D. 短柱八角

33. 三七伪品中，属于模压假三七类，加热后会软化溶散的是（　　）。

A. 菊三七　　B. 藤三七　　C. 峨参　　D. 木薯淀粉伪制品

34. 大黄伪品中，横断面有细密而直的红棕色射线（习称“直丝”）的是（　　）。

A. 酸模属大黄　B. 尼泊尔酸模　C. 河套大黄　D. 华北大黄

35. 天麻伪品中，表面无沟纹及皱纹，鹦哥嘴为人工捏造的是（　　）。

A. 马铃薯　B. 芭蕉芋　C. 芋头　D. 大丽菊

36. 川贝母伪品中，含有秋水仙碱且有毒的是（　　）。

A. 平贝母　B. 一轮贝母　C. 东贝母　D. 草贝母

37. 冬虫夏草伪品中，属于唇形科植物块茎的是（　　）。

A. 亚香棒虫草　B. 蛹虫草　C. 凉山虫草　D. 地蚕

38. 天南星伪品中，形状形如虎掌，由主块茎及周边侧芽组成的是（　　）。

A. 虎掌南星　B. 浅裂南星　C. 城口南星　D. 朝鲜天南星

39. 下列药材中，内表面常见发亮结晶的是（　　）。

A. 芍药根皮　B. 牡丹皮　C. 杜仲　D. 地骨皮

40. 关于杜仲折断面胶丝的特点，描述正确的是（　　）。

A. 细密、银白色、富弹性　B. 稀疏、银白色、弹性差、拉之易断

C. 稀疏、银白色、富弹性　D. 细密、银白色、弹性差、拉之易断

41. 下列药材断面皮部有 4 ~ 11 个类圆形异型维管束环列，形成云锦状花纹的是（　　）。

A. 薯莨　B. 隔山撬　C. 白蔹　D. 何首乌

42. 关于吴茱萸的形状特点，描述正确的是（　　）。

A. 星状扁球形，顶端呈梅花状深裂

B. 呈球形或略呈五角状扁球形，顶端有五角星状的裂隙

C. 呈五角状扁圆球形，5 瓣室间开裂，种子外露

D. 三角肾形

43. 远志的味道为（　　）。

A. 嚼之无刺喉感　B. 味微苦、辛　C. 嚼之有刺喉感　D. 辛辣、麻舌

44. 关于栀子纵棱特点，说法正确的是（　　）。

A. 具 6 条翅状纵棱，棱高明显

B. 具 4 条翅状纵棱，棱高明显

C. 具 5 条翅状纵棱，棱稍稍凸起，不明显

D. 具 7 ~ 8 条翅状纵棱，棱稍稍凸起，不明显

45. 关于钩藤的性状特点，下列说法错误的是（　　）。

A. 茎枝呈圆柱形或类方柱形　B. 表面光滑无毛

C. 多数枝节上对生两个向下弯曲的钩　D. 全部仅一侧有钩，另一侧为突起的疤痕

二、多项选择题

1. 关于秦艽的性状描述，正确的包括（　　）。

A. 表面黄棕色，有扭曲纵皱纹　B. 麻花艽表面棕褐色，有网状孔纹

C. 小秦艽主根通常 1 个　D. 断面皮部黄色，木部白色

E. 气微，味甜

2. 独活饮片的性状特征包括（　　）。

A. 切面皮部灰白色，有棕色油点　　B. 木部灰黄色至黄棕色
C. 形成层环棕色　　D. 表面灰褐色，有横长皮孔
E. 气微，味酸

3. 香加皮的质量评价标准包括（　　）。
A. 体轻、质脆　　B. 皮厚、香气浓
C. 断面黄白色，有放射状纹理　　D. 无木心
E. 表面灰棕色，栓皮松软

4. 钩藤的性状特征包括（　　）。
A. 茎枝表面红棕色至紫红色　　B. 钩基部有叶柄脱落的窝点状痕迹
C. 断面皮部纤维性，髓部中空　　D. 气香浓烈，味辛辣
E. 钩先端细尖，基部较阔

5. 关于海桐皮饮片的性状描述，正确的有（　　）。
A. 外表面淡棕色，有纵凹纹　　B. 内表面黄棕色，有细密网纹
C. 切面裂片状，质硬而韧　　D. 味微甜，气芳香
E. 常带钉刺或钉刺疤痕

6. 为孕妇慎用的是（　　）。
A. 蒲黄　　B. 西红花　　C. 紫苏叶　　D. 大黄

7. 有“止血”功效的药材是（　　）。
A. 松花粉　　B. 蒲黄　　C. 石韦　　D. 大青叶

8. 药用部位为干燥叶或带叶的干燥部分的是（　　）。
A. 石韦　　B. 大青叶　　C. 枇杷叶　　D. 紫苏叶

9. 入煎剂需要包煎的是（　　）。
A. 旋覆花　　B. 蒲黄　　C. 枇杷叶　　D. 款冬花

10. 来源于萝藦科的中药是（　　）。
A. 香加皮　　B. 白薇　　C. 玉竹　　D. 徐长卿
E. 白前

11. 关于杜仲的性状特点，下列描述正确的是（　　）。
A. 呈板片状或两边稍向内卷
B. 皮孔斜方形
C. 内表面暗紫色，光滑
D. 断面有细密、银白色、富弹性的橡胶丝相连
E. 内表面常见发亮的结晶

12. 牡丹皮的性状特征是（　　）。
A. 外表皮灰褐色或粉红色　　B. 常为筒状，稍肥厚
C. 内表面淡灰黄色，常见白色晶体　　D. 折断面纤维性
E. 有特殊的香气

13. 关于吴茱萸的性状特点，下列说法正确的是（　　）。
A. 呈球形或略呈五角状扁球形　　B. 表面暗黄绿色至褐色，富油点

C. 顶端有五角星状的裂隙

D. 气芳香浓郁，味辛辣而苦

E. 质硬而脆

14. 关于砂仁的描述，下列说法正确的是（　　）。

A. 来源于姜科植物

B. 为未成熟的果实

C. 气芳香而浓烈，味辛凉

D. 来源多样，含长序砂仁、红壳砂仁

E. 入药时需要后下

15. 关于川贝母及其常见伪品的鉴别要点，下列说法正确的有（　　）。

A. 正品松贝外层 2 瓣鳞叶，大小悬殊，呈“怀中抱月”状

B. 一轮贝母鳞叶 4～6 枚轮生，顶端渐尖，味苦且具毒性

C. 草贝母（丽江山慈姑）断面角质样，味苦而麻，含秋水仙碱

D. 光慈姑鳞茎卵圆形，一侧有自基部直达顶端的浅纵沟

E. 唐菖蒲球茎顶端中央凹入，基部可见点状须根痕，味微酸而麻舌

模块二
饮片调剂

项目一 审方

学习目标

掌握饮片调剂审方的主要内容和注意事项。

中药饮片调剂是指根据医生处方将中药饮片按剂量将饮片或制剂（如免煎颗粒等）调配成方剂供应用的操作过程。通常应有审方、计价、调配、复核、发药等程序。其特点主要是临用时调配，有时还需要根据处方脚注要求进行临方炮制或捣碎、另包等操作，体现了中医因人制宜的个性化用药特色。这些要求都需要中药调剂员了解调剂工作内容，熟悉调剂的操作环节才能正确执行。

审方是调剂工作的关键环节，系指药房或药店调剂人员对医师为患者开写的处方进行全面审查，了解医师用药意图和对调剂的要求。目的是确保用药安全，保证用药有效，符合调剂规范。合格的处方经审方人签字后即可交计价员计价收费，对于有疑问或不合格的处方，应及时与处方医师联系，问明原因，协商处理，不能只凭主观臆断或随意处理。

审方着重审查以下项目：①处方前记项目是否书写齐全，表述清楚。②药名书写是否清楚准确，用药是否符合诊断结果，是否符合《处方管理办法》及医院/药店规定，对儿童及年老体弱者尤需注意。③毒、麻药品处方是否符合规定，是否存在超量问题；处方中是否有“十八反”“十九畏”“妊娠禁忌”等配伍禁忌药存在。④需特殊处理的药物是否有“脚注”“并开药”等字样。⑤处方中药物本药房或药店是否备全等。

中药审方操作规程如下：

1. 检查处方完整性。调剂员须认真逐项检查处方前记、正文和后记书写是否清晰、完整，有无缺项，并确认处方的合法性。处方中应有患者电话或住址等信息，以便一旦发生调剂差错时可以及时通知患者，及时予以纠正。

2.检查处方有效性。处方一般开具当日有效，特殊情况下需延长有效期的，由开具处方的医师注明有效期，但最多不得超过3天。对持非正式处方的购药者，中药调剂员更要认真询问，慎重对待。

3.检查处方正文内容。在审方中应注意中药名称是否有字迹不清、药名涂改、错写药名及药名重复等问题。查看处方中有无字迹模糊不清、潦草难认的药名，有无书写别名或以简化字替代的情况。例如，“牛膝”写成“牛七”或“牛夕”，“金银花”写成“忍冬花”“双花”等。若发现不易辨认或似是而非的药名，不能主观猜测，需联系处方医师重写。药名如有涂改，需处方医师在修改处签名，并注明修改日期。药名若有错写，需请处方医师再审查更正，并在修改处签名，注明修改日期。查看处方中有无药物重名，如既有金银花，也有忍冬花。若发现处方中有重名，应及时联系处方医师，要求其更正并签名。

4.审核处方用药的适宜性。审核内容包括：①处方用药与临床诊断的相符性；②用量、用法；③给药途径；④是否有重复给药现象；⑤是否有潜在临床意义的药物相互作用、配伍禁忌和妊娠禁忌。

5.核对有无缺药。如有临时缺药，应请处方医师协商改换并重新签字后方可调配。

6.检查峻烈药、毒麻药等的使用情况。审方时应特别注意审核是否有配伍禁忌（“十八反”“十九畏”）、超剂量用药、超疗程用药、服用方法有异、毒麻药违反规定使用等情况，应向患者说明，不予调配。除药物外，还应考虑患者的年龄、性别、特殊生理病理状态等因素，保障合理用药。例如，妊娠妇女使用的处方应避免妊娠禁忌药物的使用，如存在问题，不予调配；如因病情需要超常规使用的，必须经处方医师重新签字后，方可调配。

7.中药调剂员发现药品滥用或用药失误，应拒绝调剂，并及时告知处方医师，不得擅自更改或配发代用药品。对于存在严重药品滥用或用药失误情况的处方，中药调剂员应当记录并按有关规定报告。

8.检查处方中有无临方炮制加工。处方若需要临方炮制加工，能否按处方制作以及完成期限等应与患者交代清楚，经同意后再行计价。在处方中需自备“药引”的应向患者说明。

对急重病患者或小儿患者用药，应予优先调配。急诊处方笺多为淡黄色，儿科处方笺多为浅绿色，可作识别。

对于审方，着重从以下方面考虑：①配伍禁忌；②字迹是否清晰；③妊娠禁忌；④医师签字；⑤超时间用药；⑥用法；⑦临时缺药；⑧剂数；⑨剂量；⑩有否重名；⑪自费药；⑫处方完整性等。

项目二 中药饮片调配

学习目标

（1）掌握常用中药饮片的规范名称。

（2）掌握中药调剂中需特殊处理的饮片品种（先煎、后下、包煎、另煎、冲服、烊化）。

（3）熟悉常用饮片不同炮制品的功效差异。

一、常用中药饮片规范名称

常用中药饮片名称，包括正名、别名、处方全名、并开药名等，可参考初级部分内容。中药调剂员应在调配时知晓正名，即中药规范化名称，保证调剂所用饮片品种准确无误。常用中药饮片的规范名称及处方用名，见表2-1。

表2-1 常用中药饮片规范名称及处方用名（按药物正名的首字拼音字母排序）

正名	处方用名（别名）
艾叶	艾草、艾蒿、蕲艾、陈艾、艾绒、灸草、冰台
巴戟天	巴戟肉、鸡肠风、巴吉天、巴棘、念珠巴戟、巴吉
白附子	独角莲、禹白附、制白附、牛奶白附、鸡心白附
白果	银杏核、公孙树子、银杏、白果肉、公孙果
白茅根	茅根、茅草根、地节、毛根、甜根、甜根草、地筋根
白前	鹅管白前、软白前、水杨柳、石兰
白芍	杭芍、杭白芍、毫芍、川芍、芍药、白芍药、亳白芍
白术	于术、东术、鸡腿术、杭白术、浙术、於术、冬术
白鲜皮	北鲜皮、白膻、白藓皮、羊鲜草、白先皮、白羊鲜
白芷	杭白芷、香白芷、川白芷
半夏	生半夏、地文、守田、三步跳、半下、主田、地雷公
半枝莲	狭叶韩信草、韩信草、牙刷草、半支莲、半面花、并头草
半边莲	天雷草、半边菊、片花莲、偏莲、蛇利草、腹水草
北豆根	野豆根、蝙蝠藤、蝙蝠葛、软豆根、蝙蝠葛根
北沙参	珊瑚菜、海沙参、辽沙参、东沙参、北条参、莱阳参、莱阳沙参

续表

正名	处方用名（别名）
荜澄茄	毕茄、澄茄、碧澄茄、澄茄子、山鸡椒
蓖麻子	大麻子、萆麻子、蓖麻仁
萹蓄	扁竹、竹节草、扁竹草、扁节草、扁蔓
鳖甲	别甲、上甲、团鱼盖、鳖盖、甲鱼壳、团鱼壳
槟榔	大腹子、海南子、大白、宾门、榔玉、尖槟、槟榔子
冰片	梅片、龙脑
薄荷	仁丹草、苏薄荷、南薄荷、鸡苏、鱼香草、卜荷、香荷、番荷叶
补骨脂	破故纸、故子、黑故纸、怀故子、破故子、补骨子、破固脂、胡故子、胡韭子
苍术	茅苍术、赤术、仙术、关苍术、北苍术
侧柏叶	扁柏、香柏、片柏、柏叶、扁柏叶
柴胡	硬柴胡、香柴胡、南柴胡、北柴胡、酒柴胡、醋柴胡
蝉蜕	蝉衣、虫衣、虫蜕、知了皮、知了壳、全蜕、蝉壳、枯蝉、金蝉衣
蟾酥	虫酥、片酥、蛤蟆酥、蛤蟆浆、全酥、蟾宝
车前草	车轮菜、车轱辘草、驴耳朵菜、地胆头、车前菜、牛舌草、饭匙草、车轱辘菜
沉香	海南沉、进口沉香、伽南香、莞香、沉水香、伽罗、海南香
陈皮	橘皮、广陈皮、新会皮、陈橘皮
赤小豆	红豆、野赤豆、小豆、赤豆、红小豆、红饭豆
茺蔚子	益母草子、益母子、坤草子、小胡麻、茺玉子、三角子、三角胡麻
川贝母	川贝、松贝、青贝、炉贝、尖贝、米贝、虎皮贝、马牙贝
川楝子	金铃子、楝实、川楝、楝子
川牛膝	川牛夕、甜牛膝、拐牛膝、川膝、川夕、大牛膝、对节草
川芎	芎䓖、坝川芎、芎苓子、胡芎、杜芎、抚芎
穿心莲	一见喜、斩蛇剑、苦胆草、苦草
椿皮	椿根皮、椿白皮、樗皮、香椿皮、椿芽树皮
大腹皮	槟榔皮、槟榔衣、大腹毛、大腹绒、腹皮、槟榔毛
大黄	川大黄、川军、西大黄、西军、生军、锦纹、酒大黄、熟大黄、生大黄、酒军、川锦纹、锦纹大黄
大蓟	马刺草、虎蓟根、山牛蒡、大吉、虎蓟、马蓟、刺蓟、鬼蓟
大青叶	菘蓝叶、臭大青、大青、菘蓝、蓝靛叶、靛青叶
大血藤	红藤、红皮藤、大活血、铁骨散、八卦藤

续表

正名	处方用名（别名）
丹参	紫丹参、血丹参、川丹参、赤参、红根、酒丹参
淡竹叶	竹麦冬、长叶竹、山鸡米、淡竹米、竹叶心、甘竹叶、竹叶卷心
当归	全当归、归尾、当归头、秦归、西当归、岷归、酒当归
党参	西党、台党、条党、东党、潞党参、汶党参、狮头参、上党人参
地肤子	扫帚子、地葵、地肤、地夫子、灰菜子
地骨皮	枸杞根、枸杞根皮、地骨、杞根
地黄	生地、生地黄、怀地黄、干地黄、淮地黄、大生地
地龙	土龙、蚯蚓、广地龙、沪地龙、蚯蚓干、地龙子
丁香	公丁香、丁子香、支解香、雄丁香、丁子、公丁、雄丁香
冬虫夏草	虫草、冬虫草、夏草冬虫
豆蔻	白豆蔻、蔻仁、扣米、紫豆蔻、白叩、白豆叩、紫油蔻
独活	川独活、独摇草、巴东独活、胡王使者、大活
杜仲	思仲、丝绵皮、绵杜仲、厚杜仲、胶木、丝连皮、川杜仲、乱银丝
儿茶	孩儿茶、棕儿茶、黑儿茶
防风	关防风、东防风、旁风、屏风、回草、口防风
防己	粉防己、汉防己、粉寸己、解离
粉葛	家葛根、粉葛根、甘葛
佛手	川佛手、广佛手、佛手柑、佛手片、五指柑
茯苓	云苓、安苓、茯灵、白茯苓、赤茯苓、茯苓、松苓、不死面
附子	川附片、淡附片、炮附子、黑顺片、白附片、熟附子、熟附片
干姜	川干姜、干姜片、干薑、均姜、干生姜、煨姜
甘草	粉甘草、皮草、国老、甜草根、蜜草、甘草梢、西草、粉草、炙草
甘遂	猫儿眼根、肿手花根、甘泽、重泽、苦泽、甘藁
葛根	柴葛、野葛、葛
钩藤	大钩丁、双钩藤、勾丁、鹰爪风、倒挂刺、勾藤、双丁、双钩、倒挂金钩
狗脊	金毛狗脊、猴毛头、黄狗头、毛狗脊、金毛狗
枸骨叶	功劳叶、苦丁茶、枸骨、枸骨刺、十大功劳、十大功劳叶
枸杞子	宁夏枸杞、西枸杞、地骨子、枸杞、甘枸杞、杞果、枸杞果
谷精草	移星草、戴星草、文星草、谷精珠、珍珠草
骨碎补	申姜、毛姜、猴姜、猢狲姜、鸡姜、碎补、烫骨碎补

续表

正名	处方用名（别名）
瓜蒌	全瓜蒌、栝楼、糖瓜蒌、天瓜
瓜蒌子	瓜蒌仁、栝蒌实、蒌子、栝楼子、栝楼仁
广藿香	藿香、枝香、藿香叶、大叶薄荷、南藿香
广金钱草	落地金钱、假花生、假地豆
龟甲	下甲、龟板、玄武板、乌龟板、乌龟壳、龟下甲
哈蟆油	哈士蟆油、田鸡油、哈什蟆、哈士蟆
海藻	海蒿子、羊栖菜、淡海藻、大叶海藻、小叶海藻、海肠草
诃子	诃子肉、诃黎勒、诃黎
合欢花	合欢、夜合花、合欢米
核桃仁	胡桃仁
鹤虱	天名精子、鬼虱、北鹤虱、天明精实
黑芝麻	脂麻、芝麻、胡麻、乌麻子、香油麻
红参	高丽参、边条参、别直参、生晒参、人参
红花	草红花、刺红花、红蓝花、川红花、红兰花、大红花、南红花
厚朴	川朴、温朴、筒朴、重皮、赤朴、油朴、紫油朴、根朴、川根朴
胡芦巴	芦巴子、芦巴、胡巴、胡巴子
胡椒	白胡椒、黑胡椒、古月、黑古月、白古月
槲寄生	北寄生、柳寄生、寄生子
花椒	川椒、红椒、蜀椒、大红袍、汉椒
化橘红	柚皮橘红、化州橘红、柚子皮、五爪、七爪、柚橘红
黄柏	川黄柏、川柏、黄蘗、川柏皮、檗木、蘗皮
黄连	川连、鸡爪连、味连、雅连、云连、川黄连
黄芪	黄耆、绵黄芪、北芪、黄参
黄芩	枯芩、条芩、子芩、山茶根、空肠、内虚
火麻仁	大麻仁、麻仁、麻子、麻子仁、大麻、大麻子、火麻子
蒺藜	硬蒺藜、刺蒺藜、白蒺藜、蒺藜子
僵蚕	姜虫、天虫、白僵蚕
降香	降真香、紫降香、紫檀、紫藤香、鸡骨香
芥子	白芥子、黄芥子、胡芥、蜀芥、辣菜子
金果榄	苦胆、九牛胆、青牛胆、金古榄、地蚕、果榄、金果兰、地胆、地苦胆

续表

正名	处方用名（别名）
金钱草	神仙对坐草、四川大金钱草、过路黄、蜈蚣草、路边黄
金银花	二花、双花、忍冬花、密银花、东银花、金花、银花、二宝花
金樱子	糖罐子、糖钵、刺梨、挂金钩、金樱、金英子
锦灯笼	酸浆果、挂金灯、灯笼果、红灯笼、酸浆实、金灯笼、红姑娘
荆芥	假苏、香荆芥、樟脑草
九香虫	打屁虫、九里香、放屁虫
鸡血藤	蜜花豆、岩豆藤、制血藤
桔梗	北桔梗、南桔梗、苦桔梗、白桔梗、甜桔梗、玉桔梗
菊花	滁菊、亳菊、杭菊、怀菊、贡菊、甘菊、黄菊花、白菊花、杭白菊、池菊
瞿麦	野麦、十样景花、竹节草、石竹
卷柏	还魂草、还阳草、万岁草、不死草、岩松
决明子	草决明、马蹄决明、土咖啡、江南豆、还瞳子
苦参	苦骨、川参、地槐、山槐、骄槐
苦杏仁	杏仁、杏核仁、北杏仁、光杏仁
款冬花	冬花、九九花、连三朵
昆布	江白菜、海带、昆布、淡昆布
莱菔子	卜子、萝卜子、萝白子、萝卜种、杜萝卜子
连翘	黄花杆、落翘、青翘、老翘、连翘心、连召、连翘壳
莲房	莲蓬、莲壳、莲蓬壳
莲花	荷花、芙蕖花
灵芝	赤芝、红芝、菌灵芝、万年蕈、灵芝草、木灵芝、紫灵芝
凌霄花	紫葳、凌霄
龙胆	胆草、龙胆草、关龙胆、坚龙胆、苦胆草、地胆草
龙眼肉	桂圆肉、元肉、龙眼、魁圆
芦荟	老芦荟、油葱、象鼻草、乌七、象胆、真芦荟
路路通	六六通、枫树果、狼目、枫果、枫实、陆陆通
麻黄	麻黄草、麻黄咀
炙麻黄	蜜炙麻黄
马勃	灰包、马粪包、地烟、净马勃、马勃绒、灰菌、灰包菌
马钱子	番木鳖、马前子、覆水、苦实、大方八、牛银、伏水、伏贡

续表

正名	处方用名（别名）
麦冬	杭麦冬、川麦冬、寸冬、麦门冬
母丁香	雌丁香、鸡舌香
蔓荆子	蔓荆实、荆子、万荆子、蔓青子、蔓京子、大荆子
牡丹皮	丹皮、粉丹皮、凤丹皮、花王、洛阳花、木芍药
牡蛎	左牡蛎、左壳、蛙壳、生牡蛎
木鳖子	漏苓子、木鳖、木别子、土木鳖、土木别、壳木鳖、木鳖子
木瓜	酸木瓜、宣木瓜、皱皮木瓜、光皮木瓜、铁脚梨
木蝴蝶	玉蝴蝶、千张纸、云故纸、云故子、洋故纸、白玉纸、白故纸
木香	云木香、广木香、老木香、枯骨、川木香、新木香、越木香
墨旱莲	旱莲草、鳢肠、鳢肠草、黑墨草、黑头草、墨汁草
南鹤虱	虱子草、野胡萝卜子
南沙参	三叶沙参、山沙参、泡沙参、空沙参、甜桔梗
牛蒡子	大力子、牛子、恶实、鼠粘子、大牛子、黍粘子
牛膝	怀牛膝、淮牛膝、酒牛膝、怀夕、淮夕
女贞子	冬青子、女贞实、女贞、冬青子
炮姜	炮姜炭、姜炭、干姜炭、老姜、煨姜
胖大海	大海、通大海、安南子、大洞果、大发、海南子、大海子
佩兰	香草、醒头草、香佩兰、兰草
枇杷叶	杷叶、广杷叶、苏杷叶、枇杷
蒲公英	公英、黄花地丁、婆婆丁、卜公英
蒲黄	蒲棒粉、蒲草黄、香蒲、甘蒲、蒲黄炭
千金子	续随子、千两金
千年健	一包针、千年见、千颗针
牵牛子	黑丑、白丑、二丑、黑白丑、丑牛子
芡实	鸡头米、鸡头莲、刺莲、鸡头实、鸡头果
羌活	川羌、蚕羌、黑药、西羌活、大头羌、竹节羌
秦艽	秦纠、左秦艽、麻花艽、大秦艽、小秦艽
秦皮	白蜡树皮、北秦皮、苦枥皮
青黛	靛花、靛沫、蓝靛
青蒿	香蒿、苦蒿、黄花蒿、野兰蒿

续表

正名	处方用名（别名）
青皮	个青皮、四化青皮、青柑皮、青橘皮
青葙子	野鸡冠花、狼尾花
全蝎	全虫、蝎子、淡水蝎、蛋尾虫
人参	山参、园参、生晒参、白参、吉林参、移山参、红参、高丽参
肉苁蓉	大芸、寸芸、淡大芸、淡大云、肉松容
肉豆蔻	肉蔻、肉果、玉果、肉叩、肉豆叩、煨玉果
肉桂	玉桂、牡桂、菌桂、筒桂、企边桂、官桂、板桂
三棱	荆三棱、京三棱、黑三棱
三七	参三七、田七、滇七、盘龙七、金不换、旱三七、冬七、春七、田三七、文山七
桑白皮	桑皮、桑根皮、毫桑皮、双白皮、白桑皮
桑寄生	广寄生、桑上寄生、寄生
桑叶	霜桑叶、冬桑叶、霜叶
沙苑子	潼蒺藜、沙苑蒺藜
砂仁	阳春砂、春砂仁、蜜砂仁、缩砂、壳砂、缩砂仁、绿壳砂、海南砂
山豆根	广豆根、南豆根、豆根、苦豆根、越南槐根
山柰	沙姜、山赖、香三柰、山辣、三赖、三柰子
山药	薯蓣、淮山药、怀山药、毛山药、光山药、怀山、淮山、山薯
山楂	红果、北山楂、东山楂、楂肉、山里红、山里果
山茱萸	山萸肉、萸肉、枣皮、杭山萸、芋肉、山芋肉、肉枣
商陆	花商陆、山萝卜、当路、当陆
蛇床子	蛇床实、蛇床、蛇米
蛇蜕	蛇退、长虫皮、龙衣、蛇皮、蛇壳、龙退
射干	寸干、扁竹、乌扇、扁竹兰、鬼扇
升麻	关升麻、绿升麻、鬼脸升麻、窟窿牙根
生姜	姜、鲜姜、均姜
石膏	白虎、白石膏、石羔
石斛	石斗、黄草、金石斛、枫斗、霍斗、金钗花、金钗石斛、耳环石斛、铁皮石斛、枫斛
石决明	石决、九孔石决明、鲍鱼壳、九孔螺
使君子	留求子、索子果、病钳子、史君子、使君仁、川君子
首乌藤	何首乌藤、夜交藤、交藤

续表

正名	处方用名（别名）
苏木	苏方木、红柴、苏枋、苏坊木
酸枣仁	山枣、枣仁、酸枣子、别大枣、刺枣、山枣仁
太子参	孩儿参、童参、米参、儿参、娃娃参
桃仁	毛桃仁、扁桃仁、山桃仁、川桃仁、大桃仁、生桃仁
天冬	天门冬、明天冬、肥天冬、门冬、地门冬
天花粉	花粉、栝楼根、瓜蒌根、蒌根
天麻	明天麻、赤箭、定风草、冬麻、赤芝箭、石箭、离草、合离草
葶苈子	北葶苈子、南葶苈子、苦葶苈、丁苈、北葶苈、南葶苈、甜葶苈
通草	大通草、方通草、通脱木、白通草、通丝、通花、丝通草
土鳖虫	地鳖虫、土元、苏土元、盖子虫、簸箕虫、蚂蚁虎、土鳖、土别虫、蟅虫、地鳖
土茯苓	冷饭团、硬饭头、仙遗粮、禹余粮、土苓、地茯苓、奇粮
土荆皮	土槿皮、荆树皮、金钱松皮
菟丝子	黄藤子、豆寄生、菟丝、吐丝、吐丝子
王不留行	王不留、留行子、麦篮子、不留行、麦兰子
威灵仙	老虎须、灵仙、黑薇、黑须公、铁灵仙
乌梅	酸梅、建梅、白梅、乌梅肉
乌药	台乌药、香桂樟、天台乌药
吴茱萸	吴萸、常吴萸、左力、吴芋、淡茱萸、开口茱萸、米辣子、茶辣
五倍子	百虫仓、文蛤、角倍、花倍、百药煎、五倍、百草虫
五味子	辽五味子、北五味子、五梅子、五味、辽五味、北五味
西河柳	山川柳、怪柳
西红花	番红花、藏红花、藏红
西青果	藏青果、小诃子、西果、西藏青果
西洋参	洋参、花旗参、种洋参、西洋人参
细辛	北细辛、辽细辛、少辛、华细辛
夏枯草	夏枯头、灯笼草、夏枯、枯草头、夏枯头、夏枯花、铁色草
仙鹤草	脱力草、龙芽草、黄龙牙、狼牙草、鹤草芽、金顶龙芽
香附	香附子、莎草根、香附米、醋香附、草附子、三棱草根
香加皮	北五加皮、香五加、杠柳皮
香橼	陈香圆、香元

续表

正名	处方用名（别名）
小茴香	谷茴香、西小茴、小茴、小香、茴香、茴香子
小蓟	小刺盖、刺儿菜、小吉、七七菜、刺儿菜
薤白	独头蒜、团葱、小根蒜、山薤、贼蒜、乔葱
辛夷	木笔花、望春花、玉兰花、辛一、辛夷花、木笔、玉兰、杜春花、紫玉兰
续断	川续断、川断、接骨、山萝卜根
玄参	元参、浙玄参、黑参、乌元参、玄台、黑玄参
玄明粉	元明粉、风化硝
旋覆花	覆花、伏花、金佛花、旋复、复花、旋复花
延胡索	元胡、玄胡索、延胡、元胡索
野菊花	野黄菊花、苦薏、山菊花、野菊
益母草	坤草、茺蔚、益母蒿、茺蔚草、益母
薏苡仁	苡米、薏米、薏仁、苡米仁、薏米仁、薏仁米
茵陈	绵茵陈、茵陈蒿、白蒿、因尘、安吕草
淫羊藿	仙灵脾、三枝九叶草、羊藿
鱼腥草	蕺菜、侧耳根
玉竹	葳蕤、尾参、肥玉竹、炙玉竹、萎蕤、广竹
郁金	玉金、黄丝郁金、川郁金、绿丝郁金、温郁金、桂郁金
郁李仁	欧李仁、山樱桃、李仁、李仁肉、郁里仁
预知子	八月炸、八月扎、八月瓜、野木瓜、木通子、木通实
远志	远志肉、小草根、线茶
月季花	四季花、月季、月月红
皂角刺	皂针、皂荚刺、皂丁、天丁、角针、皂刺
灶心土	伏龙肝
泽兰	地瓜儿苗、地笋、地石蚕、水香、水泽、孩儿菊
泽泻	建泽泻、川泽泻、广泽泻、耳泽、芒芋、泽夕、川下、水泻、禹孙、及泻、天鹅蛋
浙贝母	大贝、象贝、珠贝、元宝贝、大贝母、浙贝、象贝母、象山贝母
知母	肥知母、连母、知母肉、光知母、毛知母
栀子	山枝子、大红栀、山栀、大山栀、黄栀子、黄枝子
枳壳	川枳壳、江枳壳、陈枳壳
枳实	破胸锤、鹅眼枳实、洞庭、破胸槌

续表

正名	处方用名（别名）
朱砂	辰砂、豆瓣砂、镜面砂、朱宝砂、丹砂
猪苓	野猪粪、亥苓、猪屎苓
猪牙皂	牙皂、皂角、皂荚、皂荚子、大皂荚、猪牙皂、小皂角、大皂角
竹茹	齐竹茹、竹二青、散竹茹、姜竹茹
紫苏叶	苏叶、香苏叶、赤苏叶
紫苏梗	苏梗、苏更、大苏梗
紫苏子	苏子、炒苏子、南苏子
紫菀	辫紫菀、亳紫菀

二、需特殊处理的饮片品种

在调配中医处方时根据药物性质和医疗需要，有些中药需要特殊处理，包括以下几个方面。

1.先煎、后下、包煎、另煎、冲服、烊化的中药饮片处理是否得当。

根据2025年版《中华人民共和国药典》（以下简称《中国药典》），总结见表2-2。

表2-2 需特殊处理的常用中药饮片

处理方法	中药饮片
先煎	制川乌（先煎久煎）、制草乌（先煎久煎）、附子（先煎久煎）、瓦楞子、石决明、珍珠母、蛤壳、牡蛎、石膏、紫石英、钟乳石、滑石、磁石、赭石、自然铜、赤石脂、禹余粮、龟甲、鳖甲、鹿角霜、水牛角（先煎3h以上）、青礞石（布包先煎，多入丸散）、金礞石（布包先煎，多入丸散）
后下	沉香、青蒿、降香、豆蔻、砂仁、钩藤、徐长卿、番泻叶、苦杏仁（生品）、薄荷、大黄、鱼腥草
包煎	海金沙、车前子、辛夷、旋覆花、葶苈子、蛤粉、滑石粉、蒲黄、儿茶
另煎	人参（或研粉吞服）、西洋参、红参、羚羊角（1～3g，另煎2h以上或研粉服，每次0.3～0.6g）
冲服	芒硝、竹沥、川贝母、平贝母、湖北贝母、猪胆粉、鹿茸、雷丸
烊化	鹿角胶、阿胶、龟甲胶

2.医师处方脚注的处理，调配过程中应注意是否符合医师处方要求和质量要求。中药处方脚注（简称脚注）系指为了增强药物的治疗效果，保证用药安全，医师根据临床对药物的特别需要，以达到辨证论治的目的，而在中药处方药名旁标注的简明要求。

3.临时炮制品是否符合医师处方要求和质量要求。

4.临时加工如有两种以上的药物同时混合并粉碎时，因药物的性质不同，部分药物需经过特殊处理后再混合粉碎。

（1）处方中有含糖类、黏液质、胶树脂较多的中药（如熟地黄、山茱萸、玉竹、麦冬、天冬等）时，其黏性大，吸湿性强，粉碎困难，可先将处方中其他中药粉碎成粗末，再陆续掺入黏性中药，进行粉碎，这种方法俗称串料法。

（2）处方中有含大量油脂性成分的中药（如火麻仁、当归、苦杏仁等）时，一般先将处方中其他中药粉碎成细粉，再将含油脂性成分的中药掺入，进行粉碎，这种方法俗称串油法。

三、饮片不同炮制品的疗效差异

中药炮制的目的是改变或缓和药性、降低毒副作用、增强药物疗效等。炮制能做到一药多法，饮片的不同炮制品，其临床应用和疗效也不同。中药生熟有别，如石膏、煅石膏，荆芥、荆芥炭，栀子、焦栀子等。因此，在中药饮片调剂中必须分清生炙，切不可以生代炙，确保调剂准确和临床治疗效果。例如，石膏生用，长于清热泻火，多用于清热方剂。煅石膏长于收湿敛疮，大多外用。

项目三 复核、发药

学习目标

掌握复核、发药的常规操作和基本要求。

中药饮片处方复核，亦称为校对，是一项至关重要的环节。在中药饮片调配完成后，必须经过严格的复核程序才能发出。它涉及对已调配完成的药品进行全面且细致的核对，确保每项内容均与处方相符。这一步骤不仅关系到患者的用药安全，更体现了中药调剂的精准与专业。

一、复核的常规要求

复核主要复验称药工具是否准确，审查处方上医师签字，查验审方、调剂人员签字是否齐全。核对已调配药品与处方的一致性，包括药味、剂数等，同时检查是否存在错味、漏味、多味或掺杂异物的情况。审查配好的药物中有无配伍禁忌、妊娠禁忌。同时，要仔细核对毒性中药和贵细药品的调配是否恰当。目测复核称取的分量是否与处方相符，包括单味药的剂量、每剂药的总量、各剂间的分剂量。每剂药的总剂量误差需控制在

±5%以内，必要时进行复称。对于需要特殊煎煮或处理的药味，如先煎、后下、包煎等，检查有无单独包装并注明用法。贵重药、毒剧药、自费药剂量是否准确，处理是否得当。

二、中药饮片质量复核

在审查药品质量时，要确保无伪劣饮片，无虫蛀、霉变、泛油变色、潮解溶化、粘连变质等情况。同时，注意生炙分明，整药和籽药是否已妥善捣碎处理。如发现问题，需及时调换。复核无误后，由复核人员签字确认，方可进行药品包装。

中药饮片合理应用的审核，要符合国家药品标准规定。例如，南、北沙参，南、北五加皮，南、北豆根，牛膝、川牛膝，葛根、粉葛等饮片，在应用中是否有混淆乱用。地方调剂规范不得与国家药品标准规定冲突，应以国家药品标准为准。

中药饮片的炮制，必须按照国家药品标准进行，国家药品标准没有规定的，必须按照省、自治区、直辖市药品监督管理部门制定的“炮制规范”炮制。

三、剂量复核

中药剂量，是指临床应用时的分量，也称为用量。它主要是指每味中药成人一日用量。确保调配的饮片剂量准确，是保证用药的安全性和有效性的重要举措。

中药的剂量与临床疗效关系密切。中医遣方用药讲究因人、因时、因地而异，根据辨证论治的具体情况，灵活用药和斟酌用量，但在中药调剂过程中必须重视剂量的准确性，才能保证治疗效果。例如，大黄少用收敛止泻，多用则峻下；三七少用则活血，多用则止血；六神丸少量应用，治疗咽喉肿痛，多用则强心。剂量复核的要求如下：

1.复核调配的剂量是否与医师处方剂量相符，包括单味药、每剂药和各药剂间的剂量。

2.对部分中药，要按照其特点使用，如细辛、桃仁、苦杏仁等用量不宜过大。

3.对毒剧中药，如甘遂、马钱子等，要严格复核剂量，一般按照最新版的药典规定的用量复核，超剂量的要向医师提出，签名确认后方可调配。

若为代煎药还需复核煎药凭证与处方上的姓名、送药日期、时间、地址、药帖（付）数是否相符。外用药需使用专用包装并标明外用标志。

整个调剂复核工作应由主管药师或执业药师等专业技术人员负责，确保复核率达到100%。复核无误的处方由复核人员在处方相应位置签名以示负责，可按剂进行包装。

四、发药与用药指导

完成复核后，即将进入中药调剂的最后一个环节——发药。这一步骤不仅意味着将药品交付给患者，更承担着对患者进行用药指导的重要责任。确保患者正确理解并遵循用药说明，是保障治疗效果和用药安全的关键。

1. 中药发药流程与标准

在发药过程中，发药人员需仔细核对取药凭证，确保无误地识别患者姓名，并特别注意区分那些姓名相近的患者，以防止任何可能的错发事故。对于中药饮片处方，发药人员应仔细核对药品的剂数；而对于中成药处方，则需核对药品的种类和数量，同时核查药品的有效期。此外，向患者或其家属提供详尽的用药指导并解答他们的疑问也是必不可少的环节。对于含有毒麻药品的处方，应妥善留存并登记整理，以备后续核查。若在发药过程中发现任何差错，应立即采取相应措施进行纠正，以确保用药的安全与准确。

2. 中药饮片用药指导关键要点

在发药过程中，向患者详细解释方药的用法和用量至关重要，特别是对于那些对中药不太了解的患者，药学人员还需要耐心地介绍煎药的具体流程。同时，必须明确告知患者中药的服用禁忌，如避免食用辛辣、油腻等食物。对于需要特殊煎法的药品，药学人员要逐一为患者详细解释每种药品的特殊煎煮方法。此外，若饮片有特殊的储存要求，如需冷藏保鲜等，都必须向患者明确说明储存方法。若处方中包含需患者自备的药引，如淡盐水或黄酒送服，也必须向患者特别强调。对于那些需要自行处理或价格昂贵的饮片，如红参需蒸软后切分等，需特别做出详细说明。当患者咨询药品的疗效、来源或不良反应时，药学人员都应尽力解答，若不确定，则需在查证后给予回复。

3. 中成药用药指导关键要点

在发药过程中，药学人员需要与患者仔细核对所领取中成药的种类与数量，并清晰地告知患者每种药品的具体用法与用量，如服药的时间、频率以及用药间隔等。对于某些特殊剂型的药物，如栓剂、滴眼剂和贴膏剂，都需特别提醒患者这些药物的使用方法和注意事项。

同时，药学人员应向患者详细说明中成药的使用禁忌和注意事项。特别是对于那些含有麻醉药物如罂粟壳、有毒性成分如朱砂和雄黄以及可能引发肝肾损害成分的中成药，我们需特别强调其功效、使用方法和潜在风险。

若存在联合用药的情况，应提醒患者注意中西药服用时间的间隔，通常建议两者相隔半小时左右。此外，对于需要特殊储存条件的中成药，需提醒患者按照要求进行储存，以确保药品的质量和安全。

对于特殊人群，如过敏体质者或妊娠妇女，应详细询问他们的用药史和过敏史等信息，以避免潜在的用药风险。当患者咨询关于药品疗效、质量或不良反应等问题时，药学人员应尽力给予答复。若对某些问题不确定，应在查证后及时回复患者。

项目四 中药临方炮制

学习目标

掌握酒炙、醋炙、盐炙的操作方法和注意事项。

中药临方炮制是指在医疗机构内依据医师处方，根据临床用药需要，对中药饮片进行再加工的过程。

一、开展中药临方炮制的必要性

1.部分中药饮片品种不能改变药材性状出厂，必须经过临方炮制。有相当一些品种按照药典及炮制规范要求，不能改变其药材性状出售。例如，贵细药材三七，入药前需要粉碎为细粉；易走油的果实种子类，需要破碎后使用，易于煎出有效成分并降低毒副作用，如桃仁、苦杏仁、酸枣仁等。

2.饮片企业不能满足药房随机调配使用且用量较小的炮制品种，需临方炮制。例如，炒炭的饮片如荆芥炭、蒲黄炭、地黄炭等。

3.一些中药饮片炮制品易出现吸潮、变质、生虫等情况，或用户单位需要按时定量炮制，饮片企业难以满足用户需要的品种，都需要临方炮制，如蜜麻黄、蜜百合等。这些品种只有临方炮制才能更好地满足临床需要，从而避免出现吸潮、变质、生虫等情况。

4.补充中药饮片厂无法提供的冷僻中药炮制品种、鲜用中药品种及地方特色加工品种等，如蜜麸山药、捣砂仁、鲜竹茹等。

二、开展中药临方炮制的意义

市面上中药饮片的炮制品种虽较多，但通过常规炮制得到的同种中药材的炮制品种不全，不能完全满足临床调配的需要。临方炮制有利于充分发挥中药治疗疾病的特殊疗效，保障和提高药物的传统疗效。同时，有利于中药炮制工艺与临床疗效及作用机理的相关性的研究。中药临方炮制的发展，将丰富中医临床用药，使中医辨证论治与个性化给药的特色也得到充分的发扬和发展。《中华人民共和国中医药法》明确立法，保护、鼓励临方炮制，在政策的指导下中医医院应当配备专业技术人员和提供设备场地积极开展中药临方炮制。

三、中药临方炮制的方法

中药饮片临方炮制的范围比常规炮制小，炮制方法比常规炮制少，一般以炒法、炙法、拌法为主，可分为清炒、麸炒、米炒、土炒、酒炙、盐炙、醋炙、蜜炙、姜汁炙、药物同炒等。其中又以炙法最为常用，如酒炙法、醋炙法、盐炙法。

净选或切制后的干燥饮片，加入一定量的液体辅料拌炒，使液体辅料逐渐渗入药材组织内部的操作方法，称为炙法，亦称为加液体辅料炒法。根据所用辅料的种类不同，炙法分为酒炙法、醋炙法、盐炙法、姜炙法、蜜炙法、油炙法等。根据加入辅料的顺序，炙法分为先加辅料后炒药物法和先炒药物后加辅料法。炙法一般用文火，炒制时间稍长，以药物炒干或微干为宜，目的在于使液体辅料能够均匀渗入药材组织内部。

（一）酒炙法

酒炙法是加液体辅料炒法之一。将净选或切制后的药物饮片，加入定量的酒拌炒的方法，称为酒炙法。药用的酒有黄酒、白酒之分，炙药多用黄酒，浸药多用白酒。黄酒为米、麦、黍等加曲酿制而成，含乙醇15% ～20%，一般为棕黄色透明液体，气味醇香特异。白酒为米、麦、黍、薯类、高粱等加曲酿制并经蒸馏而成，含乙醇35%～60%，一般为无色澄明液体，气味醇香特异，且有较强的刺激性。

酒性大热，能活血通络，祛风散寒，行药势，矫味矫臭。药物经酒制后，有助于有效成分的溶出，增加疗效。性味苦寒的药物如大黄、黄芩、黄柏，酒炙可缓和药性，引药上行；酒炙活血化瘀、祛风通络的药物可协同增效，如当归、川芎。有不良嗅味的药物，酒炙可矫嗅去腥，如乌梢蛇、紫河车。

1.酒炙法操作方法

按照辅料加入顺序，酒炙法有先拌酒后炒药物和先炒药物后加酒两种操作方法。

（1）先拌酒后炒药物。先取净药物与一定量的酒拌匀，闷润，待酒被药物吸尽后，置炒制容器内，用文火加热，炒至规定程度时，取出，摊晾，凉后及时收储。此法适用于大多数需酒炒的药物，尤其是质地坚实的根和根茎类药物，如大黄、黄连、川芎等。

（2）先炒药物后加酒。取净制后的药物，置炒制容器内，用文火加热，炒至一定程度时，均匀喷洒一定量的酒，再用文火炒制规定程度，取出，摊晾，凉后及时收储。此法适用于少数质地疏松需酒制的药物。

酒的用量一般为每100 kg净药物，用黄酒10 kg。

2.酒炙法注意事项

（1）在加入黄酒拌润过程中，容器上面应加盖，以免黄酒迅速挥发。

（2）若黄酒的用量较少，可先将黄酒加适量水稀释后，再与药物拌匀。

（3）药物在加热炒制时，一般用文火，火力不宜过大，勤加翻动，炒至近干，颜色加深时，即可取出，晾凉。

酒炙法重点药材：黄连、大黄、乌梢蛇、蕲蛇、桑枝、蟾酥、龙胆、丹参、川芎、白芍、续断、当归、牛膝、威灵仙等。

（二）醋炙法

醋炙法是加液体辅料炒法之一。将净选或切制后的药物饮片，加入定量的醋拌炒的方法，称为醋炙法。醋以米、麦、高粱、酒糟等酿制而成，主要成分为醋酸，占4% ～6%，习称米醋。醋长时间存放者，称为“陈醋”，陈醋用于药物炮制更佳。

醋性味酸、苦，温，主入肝经血分，具有收敛、解毒、散瘀止痛、矫味的作用。故醋炙法多用于疏肝解郁、散瘀止痛、攻下逐水的药物。醋炙法可增强药物活血散瘀、疏肝止痛的作用。另外，醋还参与某些化学反应，起到降低毒性、矫味矫臭的作用。

1.醋炙法操作方法

按照辅料加入顺序，醋炙法可分为先拌醋后炒药物和先炒药物后加醋两种操作方法。

（1）先拌醋后炒药物。取净药物与一定量的米醋拌匀，闷润，待醋被药物吸尽后，用文火加热，炒至规定程度时，取出，摊晾，凉后及时收储。此法适用于大多数需醋炒的药物，如延胡索、甘遂等。

（2）先炒药物后加醋。取净制后的药物，用文火加热，炒至表面熔化发亮（树脂类），或表面颜色改变、有腥气逸出（动物粪便类）时，均匀喷洒一定量的米醋，再用文火炒至规定程度，取出，摊晾，凉后及时收储。此法适用于树脂类、动物粪便类药物，如乳香、没药、五灵脂等。

醋的用量一般为每100kg净药物，用醋20kg。

2.醋炙法注意事项

（1）醋炙前，药材应大小分档。

（2）若醋用量较少，不能与药物拌匀时，可加适量水稀释后，再与药拌匀。闷润时应加盖，防止米醋挥发。

（3）树脂类、动物粪便类药材必须用先炒药后加醋法，宜边炒边喷醋，使之均匀；且出锅要快，以防熔化粘锅，摊晾时宜加翻动，以免相互结成团块。

（4）火力不宜大，一般用文火，勤加翻动，使之受热均匀，炒至规定的程度。

醋炙法重点药材：甘遂、商陆、芫花、京大戟、莪术、柴胡、延胡索、香附、三棱、青皮、艾叶、郁金、乳香、没药、五灵脂等。

（三）盐炙法

盐炙法是加液体辅料炒法之一。将净选或切制后的药物饮片，加入定量的盐水拌炒的方法，称为盐炙法。

盐炙法的辅料系食盐的结晶体加适量水溶化、过滤而得到的澄明液体，主含氯化钠，尚含少量的氯化镁、硫酸镁、硫酸钙等物质。

食盐性味咸寒，能清热凉血，软坚散结，润燥，防腐，并能矫味，多制成食盐水溶液盐炙使用，可引药入肾经，增强疗效。盐炙的作用符合中医“咸入肾”的归经理论。

1.盐炙法操作方法

按照辅料加入顺序，盐炙法可分为先拌盐水后炒药物和先炒药物后加盐水两种操作方法。

（1）先拌盐水后炒药物。先取一定量的盐水，加适量开水稀释，与净药物拌匀，闷润，待盐水被药物吸尽后，置炒制容器内，用文火加热，炒至颜色加深，不粘手时，取出，摊晾，凉后及时收储。此法适用于大多数盐水炒的药物，如杜仲、补骨脂等。

（2）先炒药物后加盐水。取净制后的药物，置炒制容器内，用文火加热，炒至颜色加深，再加入一定量的盐水，迅速翻动，使盐水与药物拌匀，炒至不粘手时，取出，摊晾，凉后及时收储。此法适用于含黏液质较多的药物，如车前子、知母等。此类药先炒，可以除去部分水分，使药物质地略变酥脆，盐水较易被吸收。

盐的用量一般为每100kg净药物，用盐2kg。

2.盐炙法注意事项

（1）加水溶解食盐时，一定要控制水量。水的用量应视药物的吸水情况而定，一般以食盐的4～5倍量为宜。若加水过多，则盐水不能被药物吸收，或者过湿不易炒干。水量过少，又不易与药物拌匀。

（2）含黏液质多的药物，不宜使用先拌盐水后炒药的方法。车前子、知母等含黏液质多的药物遇水容易发黏，盐水不易渗入，炒时又容易粘锅。需先将药物质地变疏松，再喷洒盐水，以利于盐水渗入。

（3）火力控制。盐炙法火力宜小，采用先炒药后加盐水的操作方法时，更应控制火力。若火力过大，加入盐水后，水分迅速蒸发，食盐黏附在锅上，达不到盐炙目的。

盐炙法重点药材：知母、泽泻、巴戟天、小茴香、益智、橘核、杜仲、补骨脂、黄柏、沙苑子、荔枝核、车前子、砂仁、菟丝子等。

项目五 贵细药材介绍

学习目标

掌握贵细药材的使用，并能熟练指导用药。

贵细中药材，又称名贵重药材、细料药，是指在长期医疗实践中，来之不易、物稀量少、疗效卓著、价格高昂、需要精细化和专业化管理的中药材，它们是中药材之精品。

一、贵细药材的品种范围

贵细药材的包括以下几种情况：

1.国家医药管理总局、卫生部、工商行政管理总局1981年发布《关于明确“贵重药材”品种的通知》将“贵重药材”的品种做出规定，简称国定品种。包括麝香、牛黄、人参、三七、黄连、贝母、鹿茸、冬虫夏草、天麻、珍珠、熊胆、枸杞子、杜仲、厚朴、全蝎、肉桂、沉香、山茱萸、蟾酥、金银花、巴戟天、阿胶、犀角、羚羊角、乳香、没药、血竭、砂仁、檀香、公丁香和西红花31个品种。

2.国家医保局、人力资源社会保障部组织专家调整制定的《国家基本医疗保险、工伤保险和生育保险药品目录》（2021年）中明确不得纳入医保支付范围的中药饮片品种[含《河南省中药饮片炮制规范》收载的“各种动物脏器（鸡内金除外）和胎、鞭、尾、筋、骨”]，该目录中的饮片品种多为传统贵细中药饮片，简称医保品种。如穿山甲、海马、西洋参、朝鲜红参、哈蟆油、天山雪莲、海龙、铁皮石斛、猴枣、蜂胶、燕窝、海狗肾、鹿肾、鹿胎、鹿筋等。

3.医疗机构临床常用，价格较高，并收载于《中国药典》及各省中药饮片炮制规范的贵细中药饮片，简称常用品种。业内又称这类药材为“土杂贵细”。如鹿角胶、壁虎、金钱白花蛇、蕲蛇、蜈蚣、蛤蚧、苏合香等。

随着人们生活水平的提高，人们对医疗保健的要求越来越高，对滋补类药材尤其是贵细药材的需求日益增加。但贵细药材切不可滥用，尤其一些特殊人群如阴虚火旺者、高血压患者等，使用时最好咨询医师。

又因贵细药材来源有限，为更好地发挥其药效，方便缓补久服，丸药、膏方、药酒等剂型更为适合。

二、部分贵细药材使用介绍——植物类

人参

【来源】本品为五加科植物人参的干燥根和根茎。园参，为人参的人工栽培品；林下山参，是播种在山林野生状态下自然生长的，又称为籽海；野山参，是人参的野生品种。

【性状】主根呈纺锤形或圆柱形，长3～15cm，直径1～2cm。表面灰黄色，上部或全体有疏浅断续的粗横纹及明显的纵皱，下部有支根2～3条，并着生多数细长的须根，须根上常有不明显的细小疣状突出。根茎（芦头）长1～4cm，直径0.3～1.5cm，多拘挛而弯曲，具不定根（艼）和稀疏的凹窝状茎痕（芦碗）。质较硬，断面淡黄白色，显粉性，形成层环纹棕黄色，皮部有黄棕色的点状树脂道及放射状裂隙。香气特异，味微苦、甘。

或主根多与根茎近等长或较短，呈圆柱形、菱角形或人字形，长1～6cm。表面灰黄色，具纵皱纹，上部或中下部有环纹。支根多为2～3条，须根少而细长，清晰不乱，有较明显的疣状突起。根茎细长，少数粗短，中上部具稀疏或密集而深陷的茎痕。不定根较细，多下垂。

【性味与归经】甘、微苦，微温。归脾、肺、心、肾经。

【功能与主治】大补元气，复脉固脱，补脾益肺，生津养血，安神益智。用于体虚欲脱，肢冷脉微，脾虚食少，肺虚喘咳，津伤口渴，内热消渴，气血亏虚，久病虚羸，惊悸失眠，阳痿宫冷。

【用法与用量】3～9g，另煎兑服；也可研粉吞服，一次2g，一日2次。不宜与藜芦、五灵脂同用。实证、热证而正气不虚者忌服。

西洋参

【来源】本品为五加科植物西洋参的干燥根。

【性状】本品呈纺锤形、圆柱形或圆锥形，长3～12cm，直径0.8～2cm。表面浅黄褐色或黄白色，可见横向环纹和线形皮孔状突起，并有细密浅纵皱纹和须根痕。主根中下部有一至数条侧根，多已折断。有的上端有根茎（芦头），环节明显，茎痕（芦碗）圆

形或半圆形，具不定根（艼）或已折断。体重，质坚实，不易折断，断面平坦，浅黄白色，略显粉性，皮部可见黄棕色点状树脂道，形成层环纹棕黄色，木部略呈放射状纹理。气微而特异，味微苦、甘。

【性味与归经】甘、微苦，凉。归心、肺、肾经。

【功能与主治】补气养阴，清热生津。用于气虚阴亏，虚热烦倦，咳喘痰血，内热消渴，口燥咽干。

【用法与用量】3～6g，另煎兑服。不宜与藜芦同用。中阳虚衰、寒湿中阻及气郁化火等实证或火郁证者慎用。

天山雪莲

【来源】本品系维吾尔族习用药材。为菊科植物天山雪莲的干燥地上部分。

【性状】本品茎呈圆柱形，长2～48cm，直径0.5～3cm；表面黄绿色或黄棕色，有的微带紫色，具纵棱，断面中空。茎生叶密集排列，无柄，或脱落留有残基，完整叶片呈卵状长圆形或广披针形，两面被柔毛，边缘有锯齿和缘毛，主脉明显。头状花序顶生，10～42个密集成圆球形，无梗。苞叶长卵形或卵形，无柄，中部凹陷呈舟状，膜质，半透明。总苞片3～4层，披针形，等长，外层多呈紫褐色，内层棕黄色或黄白色。花管状，紫红色，柱头2裂。瘦果圆柱形，具纵棱，羽状冠毛2层。体轻，质脆。气微香，味微苦。

【性味】维吾尔医：性质，二级湿热。中医：微苦，温。

【功能与主治】维吾尔医：补肾活血，强筋骨，营养神经，调节异常体液。用于风湿性关节炎，关节疼痛，肺寒咳嗽，肾与小腹冷痛，白带过多等。

中医：温肾助阳，祛风胜湿，通经活血。用于风寒湿痹痛、类风湿关节炎，小腹冷痛，月经不调。

【用法与用量】3～6g，水煎或酒浸服。外用适量。孕妇忌用；脾胃虚寒者慎用。

三　七

【来源】本品为五加科植物三七的干燥根和根茎。支根习称“筋条”，根茎习称“剪口”。

【性状】主根呈类圆锥形或圆柱形，长1～6cm，直径1～4cm。表面灰褐色或灰黄色，有断续的纵皱纹和支根痕。顶端有茎痕，周围有瘤状突起。体重，质坚实，断面灰绿色、黄绿色或灰白色，木部微呈放射状排列。气微，味苦回甜。

筋条呈圆柱形或圆锥形，长2～6cm，上端直径约0.8cm，下端直径约0.3cm。

剪口呈不规则的皱缩块状或条状，表面有数个明显的茎痕及环纹，断面中心灰绿色或白色，边缘深绿色或灰色。

【性味与归经】甘、微苦，温。归肝、胃经。

【功能与主治】散瘀止血，消肿定痛。用于咯血，吐血，衄血，便血，崩漏，外伤出血，胸腹刺痛，跌扑肿痛。

【用法与用量】3～9g；研粉吞服，一次1～3g。外用适量。孕妇慎用，女性经期慎用，出血性疾病慎用；避免与抗凝药物同用。

西红花

【来源】本品为鸢尾科植物番红花的干燥柱头。又称“藏红花”“番红花”。

【性状】本品呈线形，三分枝，长约3cm。暗红色，上部较宽而略扁平，顶端边缘显不整齐的齿状，内侧有一短裂隙，下端有时残留一小段黄色花柱。体轻，质松软，无油润光泽，干燥后质脆易断。气特异，微有刺激性，味微苦。

【性味与归经】甘，平。归心、肝经。

【功能与主治】活血化瘀，凉血解毒，解郁安神。用于经闭癥瘕，产后瘀阻，温毒发斑，忧郁痞闷，惊悸发狂。

【用法与用量】1～3g，煎服或沸水泡服。孕妇慎用，月经量多者、有出血倾向者慎用。

川贝母

【来源】品为百合科植物川贝母、暗紫贝母、甘肃贝母、梭砂贝母、太白贝母或瓦布贝的干燥鳞茎。按性状不同分别习称“松贝”“青贝”“炉贝”和“栽培品”。

【性状】

松贝　呈类圆锥形或近球形，高0.3～0.8cm，直径0.3～0.9cm。表面类白色。外层鳞叶2瓣，大小悬殊，大瓣紧抱小瓣，未抱部分呈新月形，习称“怀中抱月”；顶部闭合，内有类圆柱形、顶端稍尖的心芽和小鳞叶1～2枚；先端钝圆或稍尖，底部平，微凹入，中心有1灰褐色的鳞茎盘，偶有残存须根。质硬而脆，断面白色，富粉性。气微，味微苦。

青贝　呈类扁球形，高0.4～1.4cm，直径0.4～1.6cm。外层鳞叶2瓣，大小相近，相对抱合，顶部开裂，内有心芽和小鳞叶2～3枚及细圆柱形的残茎。

炉贝　呈长圆锥形，高0.7～2.5cm，直径0.5～2.5cm。表面类白色或浅棕黄色，有的具棕色斑点。外层鳞叶2瓣，大小相近，顶部开裂而略尖，基部稍尖或较钝。

栽培品　呈类扁球形或短圆柱形，高0.5～2cm，直径1～2.5cm。表面类白色或浅棕黄色，稍粗糙，有的具浅黄色斑点。外层鳞叶2瓣，大小相近，顶部多开裂而较平。

【性味与归经】苦、甘，微寒。归肺、心经。

【功能与主治】清热润肺，化痰止咳，散结消痈。用于肺热燥咳，干咳少痰，阴虚劳嗽，痰中带血，瘰疬，乳痈，肺痈。

【用法与用量】3～10g；研粉冲服，一次1～2g。不宜与川乌、制川乌、草乌、制草乌、附子同用。风寒咳嗽及寒痰、湿痰者慎用，脾胃虚寒者慎用。

沉　香

【来源】本品为瑞香科植物白木香含有树脂的木材。

【性状】本品呈不规则块、片状或盔帽状，有的为小碎块。表面凹凸不平，有刀痕，偶有孔洞，可见黑褐色树脂与黄白色木部相间的斑纹，孔洞及凹窝表面多呈朽木状。质较坚实，断面刺状。气芳香，味苦。

【性味与归经】辛、苦，微温。归脾、胃、肾经。

【功能与主治】行气止痛，温中止呕，纳气平喘。用于胸腹胀闷疼痛，胃寒呕吐呃逆，肾虚气逆喘急。

【用法与用量】1～5g，后下。阴亏火旺，气虚下陷者慎服。

石斛、铁皮石斛

【来源】石斛为兰科植物金钗石斛、霍山石斛、鼓槌石斛或流苏石斛的栽培品及其同属植物近似种的新鲜或干燥茎。霍山石斛鲜用，或加热除去叶鞘制成干条；或边加热边扭成螺旋状或弹簧状，干燥，称霍山石斛枫斗。

铁皮石斛为兰科植物铁皮石斛的干燥茎。采收除去杂质，剪去部分须根，边加热边扭成螺旋形或弹簧状，烘干；或切成段，干燥或低温烘干，前者习称“铁皮枫斗”（耳环石斛）；后者习称“铁皮石斛”。

【性状】

鲜石斛　呈圆柱形或扁圆柱形，长约30cm，直径0.4～1.2cm。表面黄绿色，光滑或有纵纹，节明显，色较深，节上有膜质叶鞘。肉质多汁，易折断。气微，味微苦而回甜，嚼之有黏性。

金钗石斛　呈扁圆柱形，长20～40cm，直径0.4～0.6cm，节间长2.5～3cm。表面金黄色或黄中带绿色，有深纵沟。质硬而脆，断面较平坦而疏松。气微，味苦。

霍山石斛　干条呈直条状或不规则弯曲形，长2～8cm，直径1～4mm。表面淡黄绿色至黄绿色，偶有黄褐色斑块，有细纵纹，节明显，节上有的可见残留的灰白色膜质叶鞘；一端可见茎基部残留的短须根或须根痕，另一端为茎尖，较细。质硬而脆，易折断，断面平坦，灰黄色至灰绿色，略角质状。气微，味淡，嚼之有黏性。鲜品稍肥大。肉质，易折断，断面淡黄绿色至深绿色。气微，味淡，嚼之有黏性且少有渣。枫斗呈螺旋形或弹簧状，通常为2～5个旋纹，茎拉直后性状同干条。

鼓槌石斛　呈粗纺锤形，中部直径1～3cm，具3～7节。表面光滑，金黄色，有明显凸起的棱。质轻而松脆，断面海绵状。气微，味淡，嚼之有黏性。

流苏石斛等　呈长圆柱形，长20～150cm，直径0.4～1.2cm，节明显，节间长

2～6cm。表面黄色至暗黄色，有深纵槽。质疏松，断面平坦或呈纤维性。味淡或微苦，嚼之有黏性。

铁皮枫斗　呈螺旋形或弹簧状，通常为2～6个旋纹，茎拉直后长3.5～8cm，直径0.2～0.4cm。表面黄绿色或略带金黄色，有细纵皱纹，节明显，节上有时可见残留的灰白色叶鞘；一端可见茎基部留下的短须根。质坚实，易折断，断面平坦，灰白色至灰绿色，略角质状。气微，味淡，嚼之有黏性。

铁皮石斛　呈圆柱形的段，长短不等。

【性味与归经】甘，微寒。归胃、肾经。

【功能与主治】益胃生津，滋阴清热。用于热病津伤，口干烦渴，胃阴不足，食少干呕，病后虚热不退，阴虚火旺，骨蒸劳热，目暗不明，筋骨痿软。

【用法与用量】6～12g；鲜品15～30g。脾胃虚寒、脾虚湿盛者慎用。

天　麻

【来源】本品为兰科植物天麻的干燥块茎。以冬季采收的“冬麻”质优。

【性状】本品呈椭圆形或长条形，略扁，皱缩而稍弯曲，长3～15cm，宽1.5～6cm，厚0.5～2cm。表面黄白色至黄棕色，有纵皱纹及由潜伏芽排列而成的横环纹多轮，有时可见棕褐色菌索。顶端有红棕色至深棕色鹦嘴状的芽或残留茎基，俗称“鹦哥嘴”“红小辫”；另端有圆脐形疤痕，俗称“肚脐眼”“凹肚脐”。质坚硬，不易折断，断面较平坦，黄白色至淡棕色，角质样。气微，味甘。

【性味与归经】甘，平。归肝经。

【功能与主治】息风止痉，平抑肝阳，祛风通络。用于小儿惊风，癫痫抽搐，破伤风，头痛眩晕，手足不遂，肢体麻木，风湿痹痛。

【用法与用量】3～10g。

血　竭

详见“模块一　项目一”“血竭”项下。

三、部分贵细药材使用介绍——动物类

鹿　茸

【来源】本品为鹿科动物梅花鹿或马鹿的雄鹿未骨化密生茸毛的幼角。前者习称“花

鹿茸”，后者习称“马鹿茸”。

【性状】

花鹿茸　呈圆柱状分枝，具一个分枝者习称“二杠”，主枝习称“大挺”，长17～20cm，锯口直径4～5cm，离锯口约1cm处分出侧枝，习称“门庄”，长9～15cm，直径较大挺略细。外皮红棕色或棕色，多光润，表面密生红黄色或棕黄色细茸毛，上端较密，下端较疏；分岔间具1条灰黑色筋脉，皮茸紧贴。锯口黄白色，外围无骨质，中部密布细孔。具二个分枝者，习称“三岔”，大挺长23～33cm，直径较二杠细，略呈弓形，微扁，枝端略尖，下部多有纵棱筋及突起疙瘩；皮红黄色，茸毛较稀而粗。体轻。气微腥，味微咸。

二茬茸与头茬茸相似，但挺长而不圆或下粗上细，下部有纵棱筋。皮灰黄色，茸毛较粗糙，锯口外围多已骨化。体较重。无腥气。

马鹿茸　较花鹿茸粗大，分枝较多，侧枝一个者习称“单门”，两个者习称“莲花”，三个者习称“三岔”，四个者习称“四岔”或更多。按产地分为“东马鹿茸”和“西马鹿茸”。

东马鹿茸“单门”大挺长25～27cm，直径约3cm。外皮灰黑色，茸毛灰褐色或灰黄色，锯口面外皮较厚，灰黑色，中部密布细孔，质嫩；“莲花”大挺长可达33cm，下部有棱筋，锯口面蜂窝状小孔稍大；“三岔”皮色深，质较老；“四岔”茸毛粗而稀，大挺下部具棱筋及疙瘩，分枝顶端多无毛，习称“捻头”。

西马鹿茸大挺多不圆，顶端圆扁不一，长30～100cm。表面有棱，多抽缩干瘪，分枝较长且弯曲，茸毛粗长，灰色或黑灰色。锯口色较深，常见骨质。气腥臭，味咸。

【性味与归经】甘、咸，温。归肾、肝经。

【功能与主治】壮肾阳，益精血，强筋骨，调冲任，托疮毒。用于肾阳不足，精血亏虚，阳痿滑精，宫冷不孕，羸瘦，神疲，畏寒，眩晕，耳鸣，耳聋，腰脊冷痛，筋骨痿软，崩漏带下，阴疽不敛。

【用法与用量】1～2g，研末冲服。服用本品宜从小量开始，缓缓增加，不宜骤用大量，以免阳升风动，头晕目赤，或助火动血，而致鼻衄。凡发热者均应停服。实证、热证者不宜服用。

阿　胶

【来源】本品为马科动物驴的干燥皮或鲜皮经煎煮、浓缩制成的固体胶。

【性状】本品呈长方形块、方形块或丁状。棕色至黑褐色，有光泽。质硬而脆，断面光亮，碎片对光照视呈棕色半透明状。气微，味微甘。

【性味与归经】甘，平。归肺、肝、肾经。

【功能与主治】补血滋阴，润燥，止血。用于血虚萎黄，眩晕心悸，肌痿无力，心烦不眠，虚风内动，肺燥咳嗽，劳嗽咯血，吐血尿血，便血崩漏，妊娠胎漏。

【用法与用量】3～9g。烊化兑服。脾胃虚弱、消化不良者慎服；感冒病人不宜服用；经期女性、产后恶露未净者慎用。

麝 香

【来源】本品为鹿科动物林麝、马麝或原麝成熟雄体香囊中的干燥分泌物。野麝多在冬季至次春猎取，猎获后，割取香囊，阴干，习称“毛壳麝香”；剖开香囊，除去囊壳，习称“麝香仁”。家麝直接从其香囊中取出麝香仁，阴干或用干燥器密闭干燥。

【性状】

毛壳麝香　为扁圆形或类椭圆形的囊状体，直径3～7cm，厚2～4cm。开口面的皮革质，棕褐色，略平，密生白色或灰棕色短毛，从两侧围绕中心排列，中间有1小囊孔。另一面为棕褐色略带紫色的皮膜，微皱缩，偶显肌肉纤维，略有弹性，剖开后可见中层皮膜呈棕褐色或灰褐色，半透明，内层皮膜呈棕色，内含颗粒状、粉末状的麝香仁和少量细毛及脱落的内层皮膜（习称“银皮”）。

麝香仁　野生者质软，油润，疏松；其中不规则圆球形或颗粒状者习称“当门子”，表面多呈紫黑色，油润光亮，微有麻纹，断面深棕色或黄棕色；粉末状者多呈棕褐色或黄棕色，并有少量脱落的内层皮膜和细毛。养殖者呈颗粒状、短条形或不规则的团块；表面不平，紫黑色或深棕色，显油性，微有光泽，并有少量毛和脱落的内层皮膜。气香浓烈而特异，味微辣、微苦带咸。

【性味与归经】辛，温。归心、脾经。

【功能与主治】开窍醒神，活血通经，消肿止痛。用于热病神昏，中风痰厥，气郁暴厥，中恶昏迷，经闭，癥瘕，难产死胎，胸痹心痛，心腹暴痛，跌扑伤痛，痹痛麻木，痈肿瘰疬，咽喉肿痛。

【用法与用量】0.03～0.1g，多入丸散用。外用适量。孕妇禁用。

牛 黄

【来源】本品为牛科动物牛的干燥胆结石。

【性状】本品多呈卵形、类球形、三角形或四方形，大小不一，直径0.6～3（4.5）cm，少数呈管状或碎片。表面黄红色至棕黄色，有的表面挂有一层黑色光亮的薄膜，习称“乌金衣”，有的粗糙，具疣状突起，有的具龟裂纹。体轻，质酥脆，易分层剥落，断面金黄色，可见细密的同心层纹，有的夹有白心。气清香，味苦而后甘，有清凉感，嚼之易碎，不粘牙。

【性味与归经】甘，凉。归心、肝经。

【功能与主治】清心，豁痰，开窍，凉肝，息风，解毒。用于热病神昏，中风痰迷，惊痫抽搐，癫痫发狂，咽喉肿痛，口舌生疮，痈肿疔疮。

【用法与用量】0.15～0.35g，多入丸散用。外用适量，研末敷患处。孕妇慎用；脾胃虚弱、脾胃虚寒者不宜服用。

羚羊角

【来源】本品为牛科动物赛加羚羊的角。

【性状】本品呈长圆锥形，略呈弓形弯曲，长15～33cm；类白色或黄白色，基部稍呈青灰色。嫩枝对光透视有“血丝”或紫黑色斑纹，光润如玉，无裂纹，老枝则有细纵裂纹。除尖端部分外，有10～16个隆起环脊，间距约2cm，用手握之，四指正好嵌入凹处。角的基部横截面圆形，直径3～4cm，内有坚硬质重的角柱，习称“骨塞”，骨塞长约占全角的1/2或1/3，表面有突起的纵棱与其外面角鞘内的凹沟紧密嵌合，从横断面观，其结合部呈锯齿状。除去“骨塞”后，角的下半段成空洞，全角呈半透明，对光透视，上半段中央有一条隐约可辨的细孔道直通角尖，习称“通天眼”。质坚硬。气微，味淡。

【性味与归经】咸，寒。归肝、心经。

【功能与主治】平肝息风，清肝明目，散血解毒。用于肝风内动，惊痫抽搐，妊娠子痫，高热痉厥，癫痫发狂，头痛眩晕，目赤翳障，温毒发斑，痈肿疮毒。

【用法与用量】1～3g，宜另煎2小时以上；磨汁或研粉服，每次0.3～0.6g。本品性寒，脾虚慢惊患者禁服。

海　马

【来源】本品为海龙科动物克氏海马（线纹海马）、刺海马、库达海马（大海马）、三斑海马或小海马（海蛆）的干燥体。

【性状】

线纹海马　呈扁长形而弯曲，体长约30cm。表面黄白色。头略似马头，有冠状突起，具管状长吻，口小，无牙，两眼深陷。躯干部七棱形，尾部四棱形，渐细卷曲，体上有瓦楞形的节纹并具短棘。体轻，骨质，坚硬。气微腥，味微咸。

刺海马　体长15～20cm。头部及体上环节间的棘细而尖。

大海马　体长20～30cm。黑褐色。

三斑海马　体侧背部第1、4、7节的短棘基部各有1黑斑。

小海马（海蛆）　体形小，长7～10cm。黑褐色。节纹和短棘均较细小。

【性味与归经】甘、咸，温。归肝、肾经。

【功能与主治】温肾壮阳，散结消肿。用于阳痿，遗尿，肾虚作喘，癥瘕积聚，跌扑损伤；外治痈肿疔疮。

【用法与用量】3～9g。外用适量，研末敷患处。高血压患者、体热、阴虚火旺者不宜用。

四、部分贵细药材使用介绍——其他类

灵 芝

（见中药识别——藻菌类中药饮片品种）

冬虫夏草

【来源】本品为线虫草科真菌冬虫夏草菌寄生在蝙蝠蛾科昆虫幼虫上的子座和幼虫尸体的干燥复合体。藏药名为“雅扎贡布”。

【性状】本品由虫体与从虫头部长出的真菌子座相连而成。虫体似蚕，长3～5cm，直径0.3～0.8cm；表面深黄色至黄棕色，有环纹20～30个，近头部的环纹较细；头部红棕色；足8对，中部4对较明显；质脆，易折断，断面略平坦，淡黄白色。子座细长圆柱形，长4～7cm，直径约0.3cm；表面深棕色至棕褐色，有细纵皱纹，上部稍膨大；质柔韧，断面类白色。气微腥，味微苦。

【性味与归经】甘，平。归肺、肾经。

【功能与主治】补肾益肺，止血化痰。用于肾虚精亏，阳痿遗精，腰膝酸痛，久咳虚喘，劳嗽咯血。

【用法与用量】3～9g。久服宜慎。有表邪者慎用。

项目六 食疗保健基本知识

学习目标

能介绍中药在四时食疗保健中的应用及作用。

中医食疗养生是基于中医辨证理论，利用食物药食同源特点，根据人体体质进行调理，通过影响机体生理机能，使人体获得健康或达到防病治病目的的一种养生保健方法。中医认为，食物与药物均来自大自然，称为“药食同源”。中药被应用到食品中的品种不少。为了规范中药在保健食品等生产中的应用，目前公布了80多种药食同源的中药饮片。

一、二十四节气食疗

中医认为，人与自然界是统一的整体。一年四季，春夏秋冬，二十四节气，周而复始。秉承天地之元气，二十四节气的变化也会影响人体的生理变化，饮食为人体提供营养，与人体五脏联系密切。因此，人的饮食养生也需按照二十四节气更替变化的规律，顺应时节，才能保持健康长寿。药膳食疗应当遵循自然法则，务必与气候变化的规律相适应，谓之“春生阳、夏养阴、秋滋阴、冬补阳”，在春夏季节要注意保养阳气，而在秋冬季节要注意顾护阴液，顺应时节，才能起到良好的养生作用。

1.立春

立春为一年中的第一个节气，意味着告别冬天的寒冷，温暖的春天即将到来。俗话说“一年之计在于春”，人们应顺应立春之时，遵循立春春天阳气生发、万物始生的特点，以使身体健康、延年益寿。春属木，与肝相应。在春季养生方面，立春是养肝的好时节，应注意肝脏的调养。可以选择柔养肝体、疏肝理气的中药和食物。中药可选用枸杞子、丹参、延胡索、党参等，食物则选择辛散的葱、姜、蒜、香菜、韭菜等，根据体质灵活配膳，达到良好的食疗效果。立春药膳应以“升补”为主，如首乌肝片、珍珠三鲜汤、春笋炒枸杞等，这些药膳具有补肝肾、益精血、乌发等功效。

2.雨水

雨水是二十四节气之中的第二个节气，此时降水开始，雨量逐步增多，是万物欣欣向荣、草木萌生之时。此时，雨水增多，水气容易伤害脾胃，要注意对脾胃的调养。雨水不宜多食酸味的食物，宜多食甜味食物，以养脾脏之气。可选择中药山药、百合、沙参、枸杞子、西洋参、决明子、菊花、茯苓等；食材如春笋、香椿、胡萝卜、豌豆苗、黄豆芽、绿豆芽、藕、萝卜、荸荠、甘蔗、芹菜、菠菜等；药膳可选用百合莲子汤、健脾饼、红枣莲子粥等调养脾胃。

3.惊蛰

惊蛰为一年中的第三个节气。惊蛰的意思是天气回暖，春雷始鸣，惊醒蛰伏于地下冬眠的昆虫。惊蛰冷暖空气交替频繁，乍冷乍暖是惊蛰节气的特点，容易引起感冒，给人们生活、出行带来不便。饮食原则是补阴潜阳，多食清淡、富含维生素C的食物，也可以适当选用调血补气、健脾补肾、养肺补脑之品，以提高人体免疫力，还可以适当食用具有补益正气的粥水来增强体质。可选择中药沙参、西洋参、决明子、菊花、山药、茯苓等，药膳可选用莲子炖雪梨、川芎天麻蒸鲜鱼、蘑菇炒山药等。富含维生素C的食物可选择菜花、菠菜、山药、香菜、甜椒、豌豆苗等；水果类可选择雪梨、黑加仑、番石榴、猕猴桃等。

4.春分

春分为一年中的第四个节气。春分是草木生长萌芽期，可见大地杨柳青青、莺飞草长、油菜花香。此时，人体血液旺盛，激素水平相对较高，易发非感染性疾病，如高血压、痔疮及过敏性疾病等。中药如西洋参、北沙参、菊花、首乌粉、百合、天冬、山药、莲子等；此时可选择富含B族维生素的食物，如猪腿肉、大豆、花生、黑米、动物肝脏、牛奶、酵母、鱼、蛋黄、菠菜等；胡萝卜、萝卜、金针菜、平菇、黑木耳、莲藕、花生、赤小豆、芋头、竹笋、油菜等亦可选择。在烹调寒性食物时，适当佐以葱、姜、酒等调料，以防菜肴偏凉伤胃。在食用韭菜、大蒜等助阳类菜肴时常配以蛋类滋阴之品，以达到阴阳互补。适宜春分时节食用的药膳有杜仲腰花、大蒜烧茄子、葱爆猪肝等，有补虚损、降血压等功效。

5. 清明

清明是二十四节气中的第五个节气。清明有天清地明之意，不宜食用“发物”，如鸡、笋等。可多食些柔肝养肺的食品和中药，如荠菜，功能益肝和中；菠菜，利五脏、通血脉；山药，健脾补肺；淡菜，益阴，滋水涵木。亦可多食植物种子如燕麦、荞麦、扁豆、薏苡仁、花生、黄豆等。清明时节，五谷养生粥（荞麦、燕麦、薏苡仁），可益肝、去湿、和胃、补虚、延年益寿。

清明正是冷空气与暖空气交替之际，还要适当服用补益、养血舒筋的食品，如银耳，能润肺生津、益阴柔肝。还可饮用菊花茶，菊花能疏风清热，有预防感冒、平肝、降血压等作用。

6. 谷雨

谷雨为春季最后一个节气，意味着寒潮天气基本结束，气温回升有利于谷类农作物的生长。此时，田野的作物最需要雨水的滋润，有“春雨贵如油”之说。谷雨时节，饮食宜养肝清肝，可食用清热养肝的食物，如菠菜、芹菜、荠菜、莴笋、荞麦等。若是风寒湿痹之人，忌食柿子、柿饼、西瓜、芹菜、海带等偏凉食物；热痹患者忌食胡椒、花椒、辣椒、肉桂、丁香、生姜、葱白等助火之品。主食宜米或面食，辅以青菜，并宜食多种粥类。常用的有竹叶粥、绿豆粥或菊槐绿茶等。

7. 立夏

立夏是二十四节气中的第七个节气。立夏表示即将告别春天，是夏日的开始。此时温度明显升高，炎夏来临，雷雨倍增，万物生长旺盛。此时，要注意预防外感，若患病不可轻易用发汗之剂，以免出汗伤津液。立夏天气炎热，应食用“红色”食物，如红豆、红枣、番茄、红薯、山楂、葡萄、苹果、西瓜等补血养心。根据立夏后心阳旺盛的特点，老年人要注意防范心脏病发作，宜多食苦瓜、荷叶，或饮用苦丁茶、银杏茶、绞股蓝茶等。性凉多汁的新鲜果蔬是一个好的选择，可以做成清凉饮料。为保肝气疏泄，可食薏苡仁、百合、决明子、薄荷、菊花、枸杞子等。为畅通气血，在清晨可食洋葱少许，晚饭宜饮红酒少量。饮食宜低盐、低脂、多膳食纤维、多维生素、清淡食物为主。

8. 小满

小满是二十四节气中的第八个节气，夏季的第二个节气。小满是夏熟作物已经结果，籽粒开始灌浆饱满，但还未成熟的时节，因此叫小满。小满过后，天气更炎热，稍一劳作出汗更甚，故在选择食物时应以清淡素食为主。要注意防治皮肤病，宜常食用具有祛湿化痰作用的食物，可选择红豆、绿豆、冬瓜、芹菜、莴笋、胡萝卜、番茄、鸡肉、杏、枇杷、牛奶、蜂蜜、樱桃等；中药可选择菊花、芦根、沙参、百合、淮山药、桑椹、鱼腥草、荷叶、薏苡仁等，性偏清凉，具有清利湿热作用，亦可食用。忌食肥甘厚味，辛辣炙煿，生湿助湿的食物。

9.芒种

芒种是二十四节气中的第九个节气。芒种时可种有芒之谷，过此即失效，故名芒种。“芒种”也称为“忙种”“忙着种”，“芒种”预示着农民开始在田间忙碌。此节气气候潮湿炎热，闷热难耐，会因贪食冰凉损伤脾胃。在饮食调养方面，夏三月宜清补，减少油腻，以免影响消化功能。饮食清补的同时，食勿过咸、过甜。宜常食用具有清利湿热、生津止渴作用的食物，如赤小豆、绿豆、绿豆芽、冬瓜、黄瓜、苦瓜、荸荠、胡萝卜、番茄、豆苗、番木瓜等；中药宜选用白扁豆、薏苡仁、山药、玉竹、芡实、荷叶、土茯苓等健脾祛湿的药材。若是老年人，因机体功能减退，伴有心脑血管不同程度硬化，饮食更应以清补为主，宜食清解暑热、顾护脾胃和降压、降脂的食品。

10.夏至

夏至是二十四节气中的第十个节气。夏至是二十四节气中最早被确定的节气，也是北半球一年中白昼最长的一天，但从气候来讲，并不是一年中天气最热的时候。在饮食上要注意：不宜吃剩菜剩饭，切忌过量食用冷饮，不食用过期、包装破损的食物；不吃或少吃路边摊贩卖的麻辣烫、凉菜或熟食；不吃生的和生腌的水产品；多吃“杀菌”类蔬菜，如大蒜、洋葱、大葱、韭菜、蒜苗等。此节气要保护人体消化功能，饮食宜清淡，多食杂粮，不食煎炸肥腻食物以免生疔疮之疾；生冷瓜果不可过食，以免损伤脾胃导致腹泻。

11.小暑

小暑是二十四节气之第十一个节气。暑意味着炎热，小暑意指天气开始炎热，但还不是最热的时候。天气炎热，人体容易出汗伤津，心烦不安，疲倦乏力。饮食以清热解暑、健脾开胃为主，同时兼顾生津止渴和养心安神，并适当利水祛湿。中药宜选用清热祛暑之品，如金银花、白菊花、麦冬、山楂、玉米须、决明子、枸杞子、薏苡仁等，食物可选用新鲜蔬菜和瓜果，如番茄、黄瓜、苦瓜、冬瓜、西瓜、绿豆、莲子、芦根、鲫鱼、荷叶、绿豆芽、芹菜、桃、杏、番木瓜等。在饮食调养上要改变饮食不节、饮食不洁、饮食偏嗜的不良习惯。饮食应以适量为宜。夏季为心所主，宜顾护心阳，平心静气，不宜激动处事。

12.大暑

大暑是二十四节气中的第十二个节气。大暑正值中伏前后。在我国很多地区，经常会出现高温天气，酷热难耐，此时防暑降温工作非常重要。饮食方面，当吃些瓜果冷饮，尤其是新鲜果汁，如西瓜、番茄、冬瓜、黄瓜、绿豆、赤小豆、苦瓜、梨、柠檬、柚子、苹果、葡萄、哈密瓜等；中药可选用薏苡仁、麦冬、沙参、玉竹、菊花等以清解暑热、生津止渴。大暑气候炎热，酷暑多雨，心气易于亏耗，老年人、儿童、体虚气弱者在大暑节气要多加保养。每当出现全身明显乏力、头昏、心悸、大量出汗、四肢麻木等症状时，多为中暑先兆，应及时将患者移至通风处休息，并喝些淡盐水或绿豆汤、西瓜汁等。同时也要警惕“空调病”，空调虽能消解暑热，但太过容易出现头痛、胸闷、心慌、反复感冒、乏力、嗜睡等症状，要合理使用空调，温度不宜调得太低，不宜让通风口的冷风直吹身体，每天早晨和傍晚都要打开窗户通风换气等。

13.立秋

立秋是二十四节气中的第十三个节气，是秋季开始的节气。立秋后，很多地区开始刮偏北风，北风给人们带来了丝丝凉意。但此时气温通常还较高，空气湿度也较大，气候变化影响人们的脾胃功能，不宜大量进食补品，以免进一步加重脾胃负担，导致消化功能紊乱。此时，要注意养肺、养阴、润燥、护肝，中药可选择枸杞子、麦冬、玉竹、沙参、地黄、山药、百合、扁豆等；可食用莲藕、土豆、萝卜、海带、木耳、银耳、梨、枇杷、菠萝、苹果等柔润食物以益胃生津，起到清热祛湿、健脾和中、清肺润燥的作用；也可以喝绿豆粥、荷叶粥、红枣莲子粥、山药粥等养胃，脾胃虚弱者可选用健脾利湿作用的薏米粥、扁豆粥。

14.处暑

处暑是二十四节气中的第十四个节气，是反映气温变化的一个节气。"处"有止、隐退之意，表示炎热天气结束，逐渐向秋凉气候转变。根据此时气候变化，饮食调养应以清热安神、润燥养肝、滋阴利水为原则，可选用银耳、百合、沙参、玉竹、莲子、蜂蜜、海带、芹菜、菠菜、芝麻、豆类及奶类，多食蜂蜜、百合、莲子等清补之品，以顺应肺脏的清肃之性；药膳可选用青椒拌豆腐、百合莲子汤、醋烹黄鱼等，具有补肝益肾、开胸润燥、益气宽中、安神养心的功效。此时，不宜过食雪糕冷饮，以保护脾胃运化功能；不宜食辛辣煎炸等食物，多食会助燥伤阴，加重秋燥。

15.白露

白露是二十四节气中的第十五个节气，露是由于温度降低，水汽在地面或近地物体上凝结而成的水珠。白露节气的到来表示天气已经转凉。到了白露，阴气逐渐加重，清晨的露水日益加厚，凝结成一层白白的水滴，所以称之为白露。白露意味着秋季真正来临，此时应以养肺润燥为机体调养的重点。在中药调补方面，要多选温而不热、凉而不寒的滋补之物，如百合、沙参、玉竹、桑叶、苦杏仁、枇杷叶、白果、山药、莲子、罗汉果等，以不伤阴、不耗阴为主。在饮食调养方面，要多食蔬菜、水果及富含维生素或宣肺化痰润燥、滋阴益气的食物，如鸡肉、鸽子肉、鸭肉、梨、葡萄、甘蔗等。此时不宜多食过于寒凉的食物和中药如西瓜、地瓜、黄瓜、地黄、绿豆、金银花、薄荷、菊花等；要少食辛辣刺激性食物，如辣椒、茴香、肉桂、草豆蔻、羊肉、狗肉等。若是患鼻腔疾病、哮喘病和支气管，平时不宜食鱼虾海腥、辛辣炙煿、肥甘厚味的食物，如螃蟹、虾类、韭菜花、胡椒等，宜食清淡、易消化且富含维生素的食物。

16.秋分

秋分是二十四节气中的第十六个节气。秋分时南北半球昼夜均分，又适值秋之半。此时，饮食应以养阴清热、养阴润燥为主，可选用人参、沙参、西洋参、芡实、莲子、百合、白扁豆、山药、苦杏仁、川贝母等中药；食物可选用莲藕、黑芝麻、红枣、核桃、梨、荸荠、胡萝卜、番茄、荠菜、黄鳝、海带等；秋季天气干燥，汤品多以西洋菜、胡萝卜、蜜枣、菜干等为材料，配以猪瘦肉、鱼等。禁食寒饮，胃寒的人更应忌食生冷的食物。

17.寒露

寒露是二十四节气中的第十七个节气。寒露的气温比白露时更低，地面露水更冷，快要凝结成霜了。此时，秋燥之气易侵犯人体而耗伤肺之阴精，人体会出现咽干、鼻燥、皮肤干燥等一系列秋燥症状。饮食调养应以滋阴润燥为宜。此时，应多食粳米、蜂蜜、乳制品等柔润食物，同时增加鸡肉、鸭肉、牛肉、猪肝、鱼、虾、大枣、山药等食物以增强体质。中药可选用莲子、山药、白果、百合、芡实、玉竹等。不喝冷饮，少食辛辣之品，过食辛辣易伤人体阴精。

18.霜降

霜降是我国传统节气，霜降节气含有天气渐冷、初霜出现的意思，是秋季的最后一个节气，也意味着冬天的开始。霜降是秋季的最后一个节气，是秋季到冬季的过渡节气。此时，天气渐冷，开始降霜。饮食方面宜淡补，在养肺润燥的同时，注意补气血和养脾胃，可选用中药枸杞子、山药、芡实、莲子、阿胶、山楂等。日常饮食应少量多餐，适当少食苦味食物，宜多食银耳、甘蔗、梨、莲藕、菠菜、猪肺、豆浆、蜂蜜、苹果、葡萄等。少食油炸排骨、烤串、肥肉、生冷食物；不宜食辛辣刺激性食物如葱、姜、蒜、韭菜、辣椒等；忌腥发及肥腻之物，如带鱼、黄鱼、虾、蟹等。

19.立冬

立冬是二十四节气中的第十九个节气。我国古时民间习惯以立冬为冬季的开始。遵循“秋冬养阴”“无扰乎阳”“虚者补之，寒者温之”的古训，立冬是人们进补的最佳时期。食补以滋阴潜阳、补肾益心为主，常用补药有人参、黄芪、阿胶、冬虫夏草、枸杞子、当归、山药、莲子、百合等。日常饮食宜适当加强营养，增加热量，多食羊肉、狗肉、猪肉、鸡肉、鸭肉、鳝鱼、海虾等。多饮豆浆、牛奶，多食新鲜蔬菜如萝卜、青菜。

20.小雪

小雪是二十四节气中的第二十个节气。此时，阳气上升，阴气下降，万物失去生机，天地闭塞而转入严冬。小雪标志北方的冬天逐渐进入了天寒地冻的时候。北方天气寒冷，宜补益气血、固本扶元，但在南方热带地区，则应在滋阴的基础上适当养气壮阳。可选用的中药有当归、地黄、枸杞子、白芍、白术、茯苓；温补性食物如羊肉、牛肉、鸡肉、狗肉等；益肾食谱，如山药熬粥、栗子炖肉、大骨头汤等。日常可多食用萝卜、油菜、菠菜、鲜藕、食用菌、芹菜、番茄、苦瓜、黑木耳、猪肉、鸡肉、苹果、橘等。忌大热之品，如鹿茸、鹿胎、附子等；忌食生冷瓜果、雪糕、冷饮等。

21.大雪

大雪是二十四节气中的第二十一个节气。大雪节气，雪往往下得大、范围广，故名大雪。大雪节气气温骤降，人们身体的代谢率降低，皮肤血管收缩，散热较少，身体的抵抗力也会随之下降。因此，大雪亦是“进补”的大好时节。在饮食方面，宜继续进补，多食羊肉、狗肉、牛肉、鸡肉、鹅肉、核桃、栗子等；在中医方面，要选择既温阳又养阴，以填精、滋血、补中、益气为主的中药，如人参、党参、枸杞子、鹿茸、杜仲、牛膝、何首乌、冬虫夏草、当归、阿胶、黄芪、桂圆、山药等。不宜多食油炸排骨、烤羊肉串、肥肉、动物内脏、动物油等。

22.冬至

冬至是二十四节气中的第二十二个节气。冬至是我国农历中一个非常重要的节气，也是一个传统节日，至今仍有不少地方有过冬至节的习俗，俗称“冬节”“长至节”“亚岁”等。冬令进补应注意有的放矢，切莫“多多益善”。可适当选用补冬的中药以达到防病强身的保健作用，如当归、地黄、枸杞子、白芍、白术、茯苓、莲子、芡实、山药、川芎、人参、杜仲、何首乌、紫河车、冬虫夏草等；食物宜常食核桃、牛肚、羊肚、羊骨、鸡肉、荔枝、栗子、羊奶、豆浆等。老年人阳气日衰，脾喜温恶冷，故宜食温热之品保护脾肾。从冬至起，要常食羊肉炖萝卜、生姜当归羊肉汤，对腰膝酸软、肾虚阳痿、脾胃虚寒者更为适宜。同时，香菇、鲜蘑菇、菠菜等也有助于补益肠胃，化痰散寒。多食山药（蒸、煮均可），也可健脾补肺、固肾益精。

23.小寒

小寒是二十四节气中的第二十三个节气。小寒标志着开始进入一年中寒冷的日子。小寒为全年较冷的时候，要敛藏精气，固本扶元，以防寒补肾为主。中药可选择桂圆、山药、莲子、人参、黄芪、杜仲、当归等；日常饮食可选择高热量、性偏温的食物，如鹌鹑肉、羊肉、狗肉、猪肉、鸡肉、鸽子肉、羊肚、牛肚、羊骨、鱼类、虾、芝麻、花生、核桃、栗子、荔枝、牛奶、豆浆等；药膳可选择山药羊肉汤、强肾狗肉汤、丝瓜西红柿粥等，有补脾胃、温肾阳、健脾化滞、化痰止咳的功效。体质偏热、偏实及容易上火者，则注意凉热的合理搭配。

24.大寒

大寒是二十四节气中最后一个节气，为一年中最寒冷的时期，饮食以温补为主。宜选用的中药包括肉苁蓉、锁阳、巴戟天、杜仲、续断、黄芪、人参、当归、肉桂等。日常饮食可选择羊肉、牛肉、鸡肉、虾、山药、胡萝卜、核桃、芝麻等。中成药可选用桂附地黄丸、金匮肾气丸、十全大补丸。大寒期间人们容易感冒，应多食一些散风寒的食物，最常用的有紫苏叶、生姜、大葱、辣椒、花椒、桂皮等。适宜的药膳有当归生姜羊肉汤、桂圆莲子红枣糯米粥、胡椒猪肚鸡等，有温中散寒、补虚益血、润肺通肠的功效。不宜食用过于寒凉的中药，如金银花、菊花、石斛、西洋参等。生冷、寒凉之品如田螺、螃蟹、香蕉、柿子、西瓜、梨、苦瓜、冬瓜、荸荠、绿豆、海带、绿茶等宜谨慎食用。

二、药膳养生

药膳是在中医学、烹饪学和营养学理论指导下，严格按药膳的配方，将不同药物与食物合理地组方配伍，利用独特的饮食烹调技术和现代科学方法制作而成的具有一定色、香、味、形的美味食品。药膳发源于我国传统的饮食和中医食疗文化，具有深厚的历史渊源和丰富的内容。

药膳主要由两大类原料组成，即药物与食物，是结合药物和饮食的一种特殊食品。取药之性，借食之味，借食取药，药助食功。药膳养生是指利用中药和食材来调节身体各方面机能，使身体获得健康或治愈疾病的一种食疗养生方法。

1.药膳特点

现代药膳是在总结古人经验的基础上，进一步完善的结果，其运用更加符合中医理论的发展，并吸收现代科学理论的研究和应用成果，具备理论性和科学性。养生药膳具有以下特点。

（1）以中医理论为指导，开展药膳实践。根据中药“寒、热、温、凉”四性，选用相应药膳；根据中药、食材的五味，遵循性味归经来配制，如辛入肺，甘入脾，酸入肝，苦入心；遵循“饮食有节”之养生道理，将中医理论与实践经验紧密结合。

（2）辨证施膳。因人施膳，辨证用膳。例如，老年人体虚，往往兼气虚血瘀，故制作药膳要加入行气、活血、化瘀之品；对于出现有寒湿或食积证的中老年人，选用消食化积或祛湿散寒之品；小儿体质娇嫩，容易发烧，则往往配伍清热凉血、养阴生津之品。

（3）功效明确。选择的中药和食材无毒，无副作用，有强身健体、防病养生的作用。

（4）补虚。人体衰老与脾、肾虚衰关系最为密切。遵照“虚则补之”的治疗原则，中老年体质虚弱者，宜补肾健脾，常选用黄芪、人参、枸杞子、山药、当归、黄精、山茱萸、女贞子、灵芝、冬虫夏草等配制成各种养生药膳。

（5）色、香、味、形俱佳，选择优质中药、新鲜食材，通过精湛烹饪技术，做到雅致、匀称、调和，让人赏心悦目。

2.药膳举例

药膳种类众多，按照药膳功效分类可分为解表、清热解毒、泻下、温里祛寒、祛风散邪等；按药膳形态分类可分为菜肴、粥食、糖点、饮料等。药膳用途广泛，以滋补调理类药膳居多，现简要介绍几种。

（1）黄芪山药莲子粥

原料：黄芪10g，山药30g，莲子肉（去心）20g。

做法：将上三味洗净，共煮成粥。

功能：健脾益胃止泻。方中黄芪健脾益气，山药平补脾胃，莲子肉健脾止泻。适用于脾虚乏力、中气下陷、泄泻不止、食欲不振等患者。中老年人常服此粥有抗衰防老、延年益寿之功。

（2）板栗冰糖粥

原料：板栗仁50g，粳米100g，冰糖适量。

做法：将板栗仁切碎与粳米一同放入锅内，加适量清水煮粥，待粥煮至浓稠时，放入冰糖调味即可。

功能：养脾健胃，补肾强筋。适用于胃纳不佳、脾胃不健、腰膝酸软疼痛、四肢乏力、多梦失眠、夜尿增多等病症。

（3）甘麦二枣粥

原料：甘草15g，小麦50g，大枣5个，酸枣仁（炒）15g，粳米100g。

做法：将甘草、小麦、大枣、酸枣仁煎沸20分钟，去渣汁，放入粳米煮熟即可食用。

功能：甘润滋补，养心安神。方中小麦补益心气，大枣、甘草、粳米润燥缓急、益肝养血，更以酸枣仁宁心安神。适用于忧郁伤神兼见少寐多梦者。

（4）草决明菊花茶

原料：决明子10g，菊花10g。

做法：决明子研碎与菊花同放杯内，沸水冲泡，焖片刻，代茶饮。

功能：泻肝，降火，通便。方中决明子既能泻肝明目，又可降火通便；菊花能散风清肝。二药相合，对肝郁化火之性情急躁易怒、头痛、目赤、口苦咽干、大便秘结者最为适宜。

（5）银耳红枣粥

原料：银耳、莲子各15g，红枣20g，大米100g。

做法：将银耳洗净浸泡待用，莲子去心，红枣去核，大米洗净后加适量水与银耳、莲子、红枣同煮，煮至浓稠即可。

功能：润肺生津，健脾而化生气血之功效，适用于贫血、肝炎、消化不良等患者。

（6）百合杏仁粥

原料：鲜百合50g，杏仁10g，大米50g，白糖适量。

做法：百合去皮，杏仁去皮尖，加水与大米煮成粥，食时加白糖调味。

功能：润肺止咳，和胃调中。百合润肺止咳、清热宁心；杏仁肃肺润、止嗽降气；大米和胃生津。适用于肺胃阴伤所致肺失清肃，干咳无痰，气逆作喘，虚烦少眠。

三、保健食品

保健食品定义为：声称并具有特定保健功能或者以补充维生素、矿物质为目的的食品。即适宜于特定人群食用，具有调节机体功能，不以治疗疾病为目的，并且对人体不产生任何急性、亚急性或者慢性危害的食品。（详见GB 16740—2014《食品安全国家标准　保健食品》）

保健食品能调节人体生理功能，与人体健康状态的维持、疾病的发生和痊愈有着密切关系。充分发挥食品的生理调节功能有助于提升人体健康。但要注意：保健食品不同于药品，更不可替代药品。《保健食品注册与备案管理办法》第五十五条指出：保健食品的标签、说明书主要内容不得涉及疾病预防、治疗功能，并声明“本品不能代替药物”。因此，在选用保健食品时，一定要加以鉴别，切不可盲目滥用。

1.与普通药品的区别

食品虽食用安全，但不允许宣传功能。药品批号是“药准字”，治疗作用良好，但也有副作用。另外，“药健字”在2003年已被取消，市场上已不允许这种批号流通。

2.必须标注专用标志和批准文号

正规保健食品的外包装盒上应标出天蓝色形如“蓝帽子”的保健食品专用标志，下方标注批准文号。国产保健食品批准文号格式为“国食健字G+4位年代号+4位顺序号”或“卫食健字+（4位年代号）第+顺序号”。进口保健食品批准文号格式为“国食健字√+4位年代号+4位顺序号”或“卫食健进字+（4位年代号）第+顺序号”。

3.批准名称不涉及功效

批准保健食品通常以产品原料命名，如葛根胶囊，表明其主要成分是葛根。而成药黄氏响声丸出现“响声”代表有使声音高亢的功效；五行化糖胶囊出现“化糖”代表有辅助降血糖的功效。

4.包装注明内容

保健食品包装必须注明：名称、净含量及固形物含量、配料、功效成分、保健作用、适宜人群、食用方法、日期标示（生产日期及保质期）、储藏方法、执行标准、保健食品生产企业名称及地址、卫生许可证号、专用标志和批准文号。

5.保健食品主要功能是调理

调理过程比较慢，机体很少在短期内有明显的变化。目前保健食品可申报的只有24种功能，而不是以前的27种。

6.食品药品名录

（1）药食同源的中药

丁香、八角茴香、刀豆、小茴香、小蓟、山药、山楂、马齿苋、乌梢蛇、乌梅、木瓜、火麻仁、代代花、玉竹、甘草、白芷、白果、白扁豆、白扁豆花、龙眼肉（桂圆）、决明子、百合、肉豆蔻、肉桂、余甘子、佛手、杏仁（甜、苦）、沙棘、牡蛎、芡实、花椒、赤小豆、阿胶、鸡内金、麦芽、昆布、枣（大枣、酸枣、黑枣）、罗汉果、郁李仁、金银花、青果、鱼腥草、姜（生姜、干姜）、枳椇子、枸杞子、栀子、砂仁、胖大海、茯苓、香橼、香薷、桃仁、桑叶、桑椹、橘红、桔梗、益智仁、荷叶、莱菔子、莲子、高良姜、淡竹叶、淡豆豉、菊花、菊苣、黄芥子、黄精、紫苏、紫苏子、葛根、黑芝麻、黑胡椒、槐米、槐花、蒲公英、蜂蜜、榧子、酸枣仁、鲜白茅根、鲜芦根、蝮蛇、橘皮、薄荷、薏苡仁、薤白、覆盆子、藿香、当归、山柰、西红花（藏红花）、草果、姜黄、荜茇、党参、肉苁蓉（荒漠）、铁皮石斛、西洋参、黄芪、灵芝、山茱萸、天麻、杜仲叶、地黄、麦冬、天冬、化橘红。

（2）可用于保健食品的物品名单

人参、人参叶、人参果、三七、土茯苓、大蓟、女贞子、山茱萸、川牛膝、川贝母、川芎、马鹿胎、马鹿茸、马鹿骨、丹参、五加皮、五味子、升麻、天冬、天麻、太子参、巴戟天、木香、木贼、牛蒡子、牛蒡根、车前子、车前草、北沙参、平贝母、玄参、生地黄、生何首乌、白及、白术、白芍、白豆蔻、石决明、石斛（需提供使用证明）、地骨皮、当归、竹茹、红花、红景天、西洋参、吴茱萸、怀牛膝、杜仲、杜仲叶、沙苑子、牡丹皮、芦荟、苍术、补骨脂、诃子、赤芍、远志、麦冬、龟甲、佩兰、侧柏叶、制大黄、制何首乌、刺五加、刺玫果、泽兰、泽泻、玫瑰花、玫瑰茄、知母、罗布麻、苦丁茶、金荞麦、金樱子、青皮、厚朴、厚朴花、姜黄、枳壳、枳实、柏子仁、珍珠、绞股蓝、胡芦巴、茜草、筚茇、韭菜子、首乌藤、香附、骨碎补、党参、桑白皮、桑枝、浙贝母、益母草、积雪草、淫羊藿、菟丝子、野菊花、银杏叶、黄芪、湖北贝母、番泻叶、蛤蚧、越橘、槐实、蒲黄、蒺藜、蜂胶、酸角、墨旱莲、熟大黄、熟地黄、鳖甲。

（3）保健食品禁用物品名单

八角莲、八里麻、千金子、土青木香、山莨菪、川乌、广防己、马桑叶、马钱子、六角莲、天仙子、巴豆、水银、长春花、甘遂、生天南星、生半夏、生白附子、生狼毒、白降丹、石蒜、关木通、农吉痢、夹竹桃、朱砂、米壳（罂粟壳）、红升丹、红豆杉、红茴香、红粉、羊角拗、羊踯躅、丽江山慈姑、京大戟、昆明山海棠、河豚、闹羊花、青娘虫、鱼藤、洋地黄、洋金花、牵牛子、砒石（白砒、红砒、砒霜）、草乌、香加皮（杠柳皮）、骆驼蓬、鬼臼、莽草、铁棒槌、铃兰、雪上一枝蒿、黄花夹竹桃、斑蝥、硫黄、雄黄、雷公藤、颠茄、藜芦、蟾酥。

测试题

一、单项选择题

1. 蕲艾的正名是（　　）。

A. 艾蒿　B. 冰台　C. 灸草　D. 艾叶

2. 以下为薄荷别名的是（　　）。

A. 仁丹草　B. 牛舌草　C. 饭匙草　D. 留兰香

3. 下列药材中需要用串料法粉碎的是（　　）。

A. 当归　B. 荆芥　C. 天冬　D. 甘草

4. 苦蕒的正名是（　　）。

A. 紫花地丁　B. 益母草　C. 蒲公英　D. 野菊花

5. 下列中药饮片入煎剂不需后下的是（　　）。

A. 广藿香　B. 薄荷　C. 徐长卿　D. 鱼腥草

6. 下列中药饮片入煎剂需包煎的是（　　）。

A. 紫苏子　B. 沙苑子　C. 蛇床子　D. 葶苈子

7. 下列中药饮片入煎剂需冲服的是（　　）。

A. 芒硝　B. 血竭　C. 蒲黄　D. 松花粉

8. 酒炙法中，浸药多用（　　）。

A. 黄酒　B. 白酒　C. 陈酒　D. 鸡尾酒

9. 醋炙法中，先拌醋后炒的药物是（　　）。

A. 乳香　B. 延胡索　C. 没药　D. 五灵脂

10. 盐炙法中，盐的用量一般为每 100kg 净药物，用盐（　　）kg。

A. 1　B. 2　C. 3　D. 5

11. 下列可用盐炙法的中药是（　　）。

A. 黄连　B. 黄芩　C. 五灵脂　D. 杜仲

12. 下列可用醋炙法的中药是（　　）。

A. 香附　B. 黄柏　C. 厚朴　D. 杜仲

13. 下列可用酒炙法的中药是（　　）。

A. 香附　B. 三七　C. 竹茹　D. 川芎

14. 为贵细药材的是（　　）。

A. 人参　B. 黄连　C. 海马　D. 红花

15. 人参入煎剂应（　　）。

A. 先煎　B. 另煎　C. 后下　D. 包煎

16. 春天到来，应特别注意对（　　）脏进行保养，以顺应气候变化。

A. 心　B. 肝　C. 脾　D. 肾

17. 属于保健食品禁用物品的是（　　）。

A. 大黄　B. 酸枣仁　C. 夹竹桃　D. 菟丝子

18. 药膳主要由两大类原料组成，包括（　　）、食物。
A. 西药　B. 中药　C. 中成药　D. 免煎颗粒

19. 属于药食同源中药的是（　　）。
A. 闹羊花　B. 雪上一枝蒿　C. 制川乌　D. 小茴香

20. 一包针的正名是（　　）。
A. 紫花地丁　B. 千年健　C. 红花　D. 升麻

二、多项选择题

1. 金银花的别名有（　　）。
A. 双花　B. 二宝花　C. 二花　D. 忍冬花
E. 密银花

2. 入煎剂宜包煎的中药饮片有（　　）。
A. 紫苏子　B. 车前子　C. 辛夷　D. 旋覆花
E. 菟丝子

3. 入煎剂宜先煎的中药饮片有（　　）。
A. 制川乌　B. 赤石脂　C. 鹿角霜　D. 滑石粉
E. 石膏

4. 益母草的别名有（　　）。
A. 坤草　B. 牛舌草　C. 茺蔚　D. 茺蔚草
E. 益母蒿

5. 盐炙法中，先炒后加盐水的药物有（　　）。
A. 知母　B. 杜仲　C. 黄柏　D. 车前子
E. 黄芩

6. 酒炙中药饮片，可以产生（　　）作用。
A. 增加疗效　B. 引药上行　C. 缓和药性　D. 矫臭矫味
E. 活血化瘀

7. 入煎剂应烊化的中药饮片有（　　）。
A. 滑石粉　B. 三七粉　C. 阿胶　D. 龟甲胶
E. 鹿角胶

8. 具有辛甘发散的性质，适合立春时节食用的有（　　）。
A. 香菜　B. 韭菜　C. 洋葱　D. 番茄
E. 橘子

9. 养生药膳的特点有（　　）。
A. 以中医理论为指导　B. 辨证施膳　C. 功效明确
D. 补虚　E. 色、香、味、形俱佳

10. 按药膳形态分类可分为（　　）。
A. 菜肴　B. 粥食　C. 糖点　D. 饮料
E. 浸膏剂

模块三
中成药调剂

项目一　中成药的介绍（80种）

学习目标

（1）能熟练介绍50种中成药的功效、主治、注意事项。
（2）能熟练介绍30种中成药的主要药物组成、功效、主治、注意事项。
（3）能根据患者的常见病对症荐药。
（4）能熟练介绍中成药的服用方法。

一、常见中成药的应用知识

高级中药调剂员、中药调剂员技师对中成药应用知识的要求，有高级别涵盖低级别的关系，为避免编写时的重复，故将两个级别需掌握的本部分内容合并为一个表（见表3-1），两个级别中药调剂员可按下列要求进行学习。

高级中药调剂员应掌握表3-1中前50种中成药的功效、主治、注意事项，同时还应掌握序号为1～30的中成药的药物组成，熟悉序号为51～80的中成药的功效、主治、注意事项。中级需要掌握表3-1前40种中成药的功效、主治、注意事项。

表3-1　常见中成药功能应用

序号	中成药名称	组成	功效	主治	用法用量	注意事项
1	感冒清热颗粒	荆芥穗、薄荷、防风、柴胡、紫苏叶、葛根、桔梗、苦杏仁、白芷、苦地丁、芦根	疏风散寒，解表清热	用于风寒感冒，头痛发热，恶寒身痛，鼻流清涕，咳嗽咽干	开水冲服。一次1袋，一日2次	【中药成方制剂卷】 1. 服药期间忌食辛辣、油腻食物 2. 与环孢素A同用，可能引起环孢素A血药浓度提高
2	感冒退热颗粒	大青叶、板蓝根、连翘、拳参	清热解毒，疏风解表	用于上呼吸道感染、急性扁桃体炎、咽喉炎属外感风热、热毒壅盛证，症见发热、咽喉肿痛	开水冲服。一次1～2袋，一日3次	【中药成方制剂卷】 【注意事项】 1. 风寒外感者慎用 2. 服药期间忌食辛辣、油腻食物
3	银翘解毒片	金银花、连翘、荆芥、薄荷、淡豆豉、淡竹叶、牛蒡子(炒)、桔梗、甘草	疏风解表，清热解毒	用于风热感冒，症见发热头痛、咳嗽口干、咽喉疼痛	口服。一次4片，一日2～3次	【中国药典】对本品过敏者禁用 【中药成方制剂卷】 【注意事项】. 1. 本品疏风解表，清热解毒，风寒感冒者慎用 2. 孕妇慎用 3. 服药期间忌烟酒及辛辣、生冷、油腻食物
4	藿香正气口服液	苍术、陈皮、厚朴（姜制）、白芷、茯苓、大腹皮、生半夏、甘草浸膏、广藿香油、紫苏叶油	解表化湿，理气和中	用于外感风寒，内伤湿滞或夏伤暑湿所致感冒，症见头痛昏重，胸膈痞闷，脘腹胀痛，呕吐泄泻；胃肠型感冒见上述证候者	口服。一次5～10mL，一日2次，用时摇匀	【中药成方制剂卷】 【注意事项】 1. 风热感冒者慎用 2. 孕妇慎用 3. 服药期间饮食宜清淡

续表

序号	中成药名称	组成	功效	主治	用法用量	注意事项
5	双黄连颗粒	金银花、黄芩、连翘	疏风解表，清热解毒	用于外感风热所致的感冒，症见发热，咳嗽，咽痛	口服或开水冲服。一次10g，一日3次；6个月以下，一次2～3g；6个月至一岁，一次3～4g；一岁至三岁，一次4～5g；三岁以上儿童酌量或遵医嘱。无蔗糖颗粒服用量减半	【中药成方制剂卷】 【注意事项】 1. 风寒感冒者慎用 2. 服药期间忌服滋补性中药，饮食宜清淡，忌食辛辣食物
6	三黄片	大黄、盐酸小檗碱、黄芩浸膏	清热解毒，泻火通便	用于三焦热盛所致的目赤肿痛、口鼻生疮、咽喉肿痛、牙龈肿痛、心烦口渴、尿黄、便秘；亦用于急性胃肠炎，痢疾	口服。小片一次4片，大片一次2片一日2次；小儿酌减	【中国药典】孕妇慎用 【中药成方制剂卷】 【禁忌】孕妇禁用 【注意事项】 1. 冷积便秘、寒湿泻利、虚火口疮、喉痹者慎用 2. 服药期间忌食荤腥，油腻食物
7	板蓝根颗粒	板蓝根	清热解毒、凉血利咽	用于肺胃热盛所致的咽喉肿痛，口咽干燥，腮部肿胀；急性扁桃体炎、腮腺炎见上述证候者	开水冲服。一次5～10g〔规格（1）、（2）〕或一次1～2袋〔规格（3）、规格（4）〕，一日3～4次	【中药成方制剂卷】 【注意事项】 1. 阴虚火旺者慎用 2. 服药期间忌食辛辣、油腻食物 3. 老人及素体脾胃虚弱者慎用 4. 用于腮腺炎时，应隔离治疗

续表

序号	中成药名称	组成	功效	主治	用法用量	注意事项
8	通宣理肺丸	紫苏叶、麻黄、前胡、苦杏仁、桔梗、陈皮、半夏（制）、茯苓、黄芩、枳壳（炒）、甘草	解表散寒，宣肺止嗽	用于风寒束肺，肺气不宣所致感冒咳嗽，症见发热、恶寒、咳嗽、鼻塞流涕、头痛、无汗、肢体酸痛	口服。水蜜丸一次7g，大蜜丸一次2丸，一日2～3次	【中药成方制剂卷】 【注意事项】 1. 运动员禁用 2. 风热或痰热咳嗽、阴虚干咳者慎用 3. 孕妇慎用 4. 服药期间，饮食宜清淡，忌烟、酒及辛辣食物 5. 本方含有麻黄，心脏病、高血压病患者慎用
9	急支糖浆	鱼腥草、金荞麦、四季青、蜜麻黄、紫菀、前胡、枳壳、甘草	清热化痰，宣肺止咳	用于外感风热所致的咳嗽，症见发热、恶寒、胸膈满闷、咳嗽咽痛；急性支气管炎、慢性支气管炎急性发作见上述证候者	口服。一次20～30mL，一日3～4次；儿童一岁以内一次5mL，一岁至三岁一次7mL，四岁至七岁一次10mL，七岁以上一次15mL，一日3～4次	【中药成方制剂卷】 【禁忌】运动员禁用 【注意事项】 1. 寒证者慎用 2. 孕妇慎用 3. 服药期间饮食宜清淡，忌食辛辣食物 4. 心脏病、高血压病者慎用
10	元胡止痛片	醋延胡索、白芷	理气，活血，止痛	用于气滞血瘀的胃痛，胁痛，头痛及痛经	口服。一次4～6片，一日3次，或遵医嘱	【中药成方制剂卷】 【禁忌】脾胃虚寒及胃阴不足胃痛者禁用 【注意事项】孕妇慎用
11	保和丸	焦山楂、六神曲（炒）、炒莱菔子、炒麦芽、制半夏、陈皮、茯苓、连翘	消食，导滞，和胃	用于食积停滞，脘腹胀满，嗳腐吞酸，不欲饮食	口服。小蜜丸一次9～18g，大蜜丸一次1～2丸，一日2次；小儿酌减	【中药成方制剂卷】 【注意事项】服药期间饮食宜清淡易消化，忌暴饮暴食及油腻食物

续表

序号	中成药名称	组成	功效	主治	用法用量	注意事项
12	玉屏风颗粒	黄芪、白术（炒）、防风	益气，固表，止汗	用于表虚不固，自汗恶风，面色㿠白，或体虚易感风邪者	开水冲服。一次1袋，一日3次	【中药成方制剂卷】 【注意事项】 1. 热病汗出者慎用 2. 阴虚盗汗者慎用 3. 服药期间饮食宜清淡
13	龙胆泻肝丸	龙胆、柴胡、黄芩、栀子（炒）、泽泻、木通、盐车前子、酒当归、地黄、炙甘草	清肝胆，利湿热	用于肝胆湿热，头晕目赤，耳鸣耳聋，耳肿疼痛，胁痛口苦，尿赤涩痛，湿热带下	口服。小蜜丸一次6～12g（30～60丸），大蜜丸一次1～2丸，一日2次	【中国药典】孕妇慎用 【中药成方制剂卷】 【禁忌】孕妇禁用 【注意事项】 1. 脾胃虚寒者慎用 2. 服药期间饮食宜清淡，忌食辛辣油腻之品 3. 年老体弱者慎用；对于体质壮实者，亦应中病即止，不可久服 4. 高血压剧烈头痛，服药后头痛不见减轻，伴有呕吐、神志不清或口眼歪斜、瞳仁不等等症状的高血压危象者，应立即停药并采取相应急救措施 5. 本品治疗急性结膜炎时，可配合使用外滴眼药；治疗化脓性中耳炎时，服药期间宜配合清洗耳道；治疗阴道炎时，亦可使用清洗剂冲洗阴道，以增强疗效
14	二冬膏	天冬、麦冬	养阴润肺	用于肺阴不足引起的燥咳痰少、痰中带血、鼻干咽痛	口服。一次9～15g，一日2次	【中药成方制剂卷】 【注意事项】 1. 脾虚便溏，痰多湿盛的咳嗽慎用 2. 服药期间忌食辛辣、生冷、油腻食物

续表

序号	中成药名称	组成	功效	主治	用法用量	注意事项
15	麻仁润肠丸	火麻仁、炒苦杏仁、大黄、木香、陈皮、白芍	润肠通便	用于肠胃积热，胸腹胀满，大便秘结	口服。一次 1 ～ 2 丸，一日 2 次	【中药成方制剂卷】 【禁忌】孕妇禁用 【注意事项】 1. 虚寒性便秘慎用 2. 忌食辛辣香燥刺激性食物
16	右归丸	熟地黄、炮附片、肉桂、山药、酒萸肉、菟丝子、鹿角胶、枸杞子、当归、盐杜仲	温补肾阳，填精止遗	用于肾阳不足，命门火衰，腰膝酸冷，精神不振，怯寒畏冷，阳痿遗精，大便溏薄，尿频而清	口服。小蜜丸一次 9g，大蜜丸一次 1 丸，一日 3 次	【中药成方制剂卷】 【注意事项】 1. 本品阴虚火旺、心肾不交、湿热下注而扰动精室者慎用 2. 本品湿热下注所致阳痿者慎用 3. 本品暑湿、湿热、食滞伤胃和肝气乘脾所致泄泻者慎用 4. 服药期间忌生冷饮食，慎房事 5. 方中含肉桂、附子大温大热药物，不宜过服 6. 孕妇慎用
17	百合固金丸	百合、熟地黄、麦冬、川贝母、玄参、地黄、当归、白芍、桔梗、甘草	养阴润肺，化痰止咳	用于肺肾阴虚，燥咳少痰，痰中带血，咽干喉痛	口服。水蜜丸一次 6g，小蜜丸一次 9g，大蜜丸一次 1 丸，一日 2 次	【中药成方制剂卷】 【注意事项】 1. 本品为阴虚燥咳所设，外感咳嗽，寒湿痰喘者慎用 2. 本品滋阴碍脾，脾虚便溏、食欲不振者慎用 3. 服药期间忌食辛辣燥热、生冷油腻食物

续表

序号	中成药名称	组成	功效	主治	用法用量	注意事项
18	小青龙合剂	麻黄、桂枝、白芍、干姜、细辛、炙甘草、法半夏、五味子	解表化饮，止咳平喘	用于风寒水饮，恶寒发热，无汗，喘咳痰稀	口服。一次10～20mL，一日3次。用时摇匀	【中药成方制剂卷】 【禁忌】 1. 儿童、孕妇、哺乳期妇女禁用 2. 肝肾功能不全者禁服 3. 运动员禁用 【注意事项】 1. 内热咳喘及虚喘者慎用 2. 服药期间忌食辛辣、生冷、油腻食物 3. 本品含麻黄，高血压、青光眼者慎用
19	清开灵胶囊	胆酸、珍珠母、猪去氧胆酸、栀子、水牛角、板蓝根、黄芩苷、金银花	清热解毒，镇静安神	用于外感风热时毒、火毒内盛所致高热不退、烦躁不安、咽喉肿痛、舌质红绛、苔黄、脉数者；上呼吸道感染、病毒性感冒、急性化脓性扁桃体炎、急性咽炎、急性气管炎、高热等病症属上述证候者	口服。一次1～2粒〔规格（2）〕或2～4粒〔规格（1）〕，一日3次；儿童酌减或遵医嘱	【中药成方制剂卷】 【禁忌】孕妇禁用 【注意事项】 1. 体虚、便溏者慎用 2. 服药期间忌辛辣刺激性食物 3. 久病体虚者如出现腹泻时慎用
20	参苓白术散	人参、茯苓、白术（炒）、山药、白扁豆（炒）、莲子、薏苡仁（炒）、砂仁、桔梗、甘草	补脾胃，益肺气	用于脾胃虚弱，食少便溏，气短咳嗽，肢倦乏力	口服。一次6～9g，一日2～3次	【中药成方制剂卷】 【注意事项】 1. 湿热内蕴所致泄泻、厌食、水肿及痰火咳嗽者慎用 2. 本品宜饭前使用为佳 3. 服药期间忌食荤腥油腻，不易消化食物 4. 高血压、心脏病、肾脏病、糖尿病患者应在医师指导下服用 5. 孕妇慎用 6. 忌恼怒、忧郁、劳累过度，保持心情舒畅

续表

序号	中成药名称	组成	功效	主治	用法用量	注意事项
21	人参健脾丸	人参、白术(麸炒)、茯苓、山药、陈皮、砂仁、炙黄芪、当归、远志（制）、木香、酸枣仁（炒）	健脾益气，和胃止泻	用于脾胃虚弱所致饮食不化、脘闷嘈杂、恶心呕吐、腹痛便溏、不思饮食、体弱倦怠	口服。水蜜丸一次8g，大蜜丸一次2丸，一日2次	【中药成方制剂卷】 【注意事项】 1. 湿热积滞泄泻、痞满、纳呆者不宜使用 2. 感冒发热病人不宜服用 3. 高血压、心脏病、肝病、糖尿病、肾病等慢性病严重者应在医师指导下服用 4 孕妇、哺乳期妇女应在医师指导下服用 5. 忌食荤腥、油腻、黏滑及不易消化食物 6. 忌恼怒、忧郁、劳累过度，保持心情舒畅
22	六味地黄丸	熟地黄、酒萸肉、山药、茯苓、泽泻、牡丹皮	滋阴补肾	用于肾阴亏损，头晕耳鸣，腰膝酸软，骨蒸潮热，盗汗遗精，消渴	口服。水丸一次5g，水蜜丸一次6g，小蜜丸一次9g，大蜜丸一次1丸，一日2次	【中药成方制剂卷】 1. 体实及阳虚者慎服 2. 感冒者慎用 3. 本品脾虚、气滞、食少纳呆者慎服 4. 服药期间，忌食辛辣、油腻食物
23	健脾丸	党参、炒白术、陈皮、枳实（炒）、炒山楂、炒麦芽	健脾开胃	用于脾胃虚弱，脘腹胀满，食少便溏	口服。小蜜丸一次9g，大蜜丸一次1丸，一日2次；小儿酌减	【中药成方制剂卷】 【注意事项】 1. 湿热内蕴所致胃痛、痞满、泄泻者慎用 2. 忌油腻生冷及不易消化食物
24	生脉饮	红参、麦冬、五味子	益气复脉，养阴生津	用于气阴两亏，心悸气短，脉微自汗	口服。一次10mL，一日3次	【中药成方制剂卷】 【注意事项】 1. 热邪尚盛者，咳而尚有表证未解者慎用 2. 服用期间，忌食辛辣、油腻食物 3. 在治疗期间，心绞痛持续发作，宜加用硝酸酯类药。若出现剧烈心绞痛，心肌梗死，见有气促、汗出、面色苍白者，应及时急诊救治

续表

序号	中成药名称	组成	功效	主治	用法用量	注意事项
25	柏子养心丸	柏子仁、炙黄芪、党参、川芎、当归、茯苓、制远志、酸枣仁、肉桂、醋五味子、半夏曲、炙甘草、朱砂	补气，养血，安神	用于心气虚寒，心悸易惊，失眠多梦，健忘	口服。水蜜丸一次6g，小蜜丸一次9g。大蜜丸一次1丸，一日2次	【中药成方制剂卷】 【禁忌】肝肾功能不全者禁用 【注意事项】 1. 保持精神舒畅，劳逸适度 2. 不宜饮用浓茶、咖啡等兴奋性饮品 3. 宜饭后服用 4. 本品含有朱砂，不可过量、久用；不可与溴化物、碘化物同服 5. 孕妇慎用
26	小柴胡颗粒	柴胡、黄芩、姜半夏、党参、生姜、甘草、大枣	解表散热，疏肝和胃	用于外感病，邪犯少阳证，症见寒热往来、胸胁苦满、食欲不振、心烦喜呕、口苦咽干	开水冲服。一次1～2袋，一日3次	【中国药典】风寒表证者不宜使用
27	逍遥丸	柴胡、当归、白芍、炒白术、茯苓、炙甘草、薄荷	疏肝健脾，养血调经	用于肝郁脾虚所致郁闷不舒、胸胁胀痛、头晕目眩、食欲减退、月经不调	口服。小蜜丸一次9g，大蜜丸一次1丸，一日2次	【中药成方制剂卷】 【注意事项】 1. 肝肾阴虚所致胁肋胀痛、咽干口燥、舌红少津者慎用 2. 忌辛辣生冷食物，饮食宜清淡
28	气滞胃痛颗粒	柴胡、醋延胡索、枳壳、醋香附、白芍、炙甘草	舒肝理气，和胃止痛	用于肝郁气滞，胸胁胀满，胃脘疼痛	开水冲服。一次1袋，一日3次	【中国药典】孕妇慎用 【中药成方制剂卷】 【注意事项】 1. 肝胃郁火、胃阴不足所致胃痛者慎用 2. 孕妇慎用

续表

序号	中成药名称	组成	功效	主治	用法用量	注意事项
29	复方丹参片	丹参、三七、冰片	活血化瘀，理气止痛	用于气滞血瘀所致的胸痹，症见胸闷、心前区刺痛；冠心病心绞痛见上述证候者	口服，一次3片〔规格（1）、规格（3）〕或1片〔规格（2）〕，一日3次	【中国药典】孕妇慎用 【中药成方制剂卷】 【禁忌】孕妇禁用 【注意事项】 1. 寒凝血瘀胸痹心痛者慎用 2. 脾胃虚寒者慎用 3. 忌食生冷、辛辣、油腻食物，忌烟酒、浓茶 4. 服药后胃脘不适者，宜饭后服用 5. 治疗期间，心绞痛持续发作，宜加用硝酸酯类药。如果出现剧烈心绞痛、心肌梗死，应及时急诊救治
30	健胃消食片	太子参、陈皮、山药、炒麦芽、山楂	健胃消食	用于脾胃虚弱所致的食积，症见不思饮食、嗳腐酸臭、脘腹胀满；消化不良见上述证候者	口服或咀嚼。〔规格（1）〕一次3片，一日3次，小儿酌减。〔规格（2）〕成人一次4～6片，儿童二至四岁一次2片，五至八岁一次3片，九至十四岁一次4片；一日3次	【中药成方制剂卷】 【禁忌】孕妇禁用 【注意事项】 1. 湿热中阻，脾胃火旺者慎用 2. 忌食生冷、油腻及不易消化食物
31	葛根芩连丸	葛根、黄芩、黄连、炙甘草	解肌透表，清热解毒，利湿止泻	用于湿热蕴结所致的泄泻腹痛、便黄而黏、肛门灼热及风热感冒所致的发热恶风、头痛身痛	口服。一次3g；小儿一次1g，一日3次；或遵医嘱	【中药成方制剂卷】 【注意事项】 1. 脾胃虚寒腹泻、慢性虚寒性痢疾慎用 2. 服药期间饮食宜选清淡，忌食辛辣、油腻食物 3. 本药苦寒，易伤胃气，不可过服，久用 4. 严重脱水者，应采取相应的治疗措施

续表

序号	中成药名称	组成	功效	主治	用法用量	注意事项
32	蛇胆川贝散	蛇胆汁、川贝母	清肺，止咳，除痰	用于肺热咳嗽，痰多	口服。一次0.3～0.6g，一日2～3次	【中药成方制剂卷】 【注意事项】 1. 痰湿犯肺，久咳不止者慎用 2. 孕妇慎用 3. 服药期间忌食辛辣、油腻食物，忌烟酒
33	癃闭舒胶囊	补骨脂、益母草、金钱草、海金沙、琥珀、山慈菇	益肾活血，清热通淋	用于肾气不足、湿热瘀阻所致的癃闭，症见腰膝酸软、尿频、尿急、尿痛、尿线细，伴小腹拘急疼痛；前列腺增生症见上述证候者	口服。一次3粒〔规格（1）〕或一次2粒〔规格（2）〕，一日2次	【中药成方制剂卷】 【禁忌】 1. 孕妇禁用 2. 肝功能损害者禁用 【注意事项】 1. 肺热壅盛、肝郁气滞、脾虚气陷证癃闭皆慎用 2. 服药期间，忌食辛辣、生冷、油腻食物及饮酒 3. 伴有慢性肝脏疾病的患者慎用
34	消炎利胆片	穿心莲、溪黄草、苦木	清热，祛湿，利胆	用于肝胆湿热所致的胁痛、口苦；急性胆囊炎、胆管炎见上述证候者	口服。一次6片〔规格（1）、规格（3）〕或3片〔规格（2）〕，一日3次	【中国药典】服药期间忌烟酒及油腻厚味食物 【中药成方制剂卷】 1. 脾胃虚寒者慎用 2. 服药期间饮食宜清淡，忌食辛辣、油腻食物，并戒酒 3. 孕妇慎用 4. 用于治疗急性胆囊炎感染时，应密切观察病情变化，若发热、黄疸、上腹痛等症状加重时，应及时请外科处理 5. 所含苦木有一定毒性，不宜久服

续表

序号	中成药名称	组成	功效	主治	用法用量	注意事项
35	桂附地黄丸	肉桂、附子（制）、熟地黄、酒萸肉、山药、茯苓、泽泻、牡丹皮	温补肾阳	用于肾阳不足，腰膝酸冷，肢体浮肿，小便不利或反多，痰饮喘咳，消渴	口服。水蜜丸一次6g，小蜜丸一次9g，大蜜丸一次1丸，一日2次	【中药成方制剂卷】 1. 肺热津伤、胃热炽盛、阴虚内热消渴者慎用 2. 治疗期间宜节制房事 3. 本品药性温热，中病即可，不可过量服用 4. 孕妇慎用 5. 本品含附子有毒，不可过服、久服 6. 服药期间忌食生冷、油腻食物
36	妇科十味片	醋香附、川芎、当归、醋延胡索、白术、甘草、大枣、白芍、赤芍、熟地黄、碳酸钙	养血舒肝，调经止痛	用于血虚肝郁所致月经不调、痛经、月经前后诸证，症见行经后错，经水量少、有血块，行经小腹疼痛，血块排出痛减，经前双乳胀痛、烦躁、食欲不振	口服。一次4片，一日3次	【中药成方制剂卷】 【禁忌】孕妇禁用 【注意事项】 1. 气血不足导致的月经不调者慎用 2. 用药期间宜少食辛辣刺激食物
37	藿胆丸	广藿香叶、猪胆粉	芳香化浊，清热通窍	用于湿浊内蕴、胆经郁火所致的鼻塞、流清涕或浊涕、前额头痛	口服。一次3～6g，一日2次	【中药成方制剂卷】 【注意事项】 1. 忌烟酒、辛辣、鱼腥食物 2. 不宜在服药期间同时服用温补性中药 3. 孕妇慎用 4. 脾虚大便溏者慎用
38	二陈丸	陈皮、半夏（制）、茯苓、甘草	燥湿化痰，理气和胃	用于痰湿停滞导致的咳嗽痰多、胸脘胀闷、恶心呕吐	口服。一次9～15g，一日2次	【中药成方制剂卷】 【注意事项】 1. 肺阴虚所致的燥咳、咯血者慎用 2. 本品辛香温燥易伤阴津，不宜长期服用 3. 忌食辛辣、生冷、油腻食物

续表

序号	中成药名称	组成	功效	主治	用法用量	注意事项
39	九味羌活丸	羌活、防风、苍术、细辛、川芎、白芷、黄芩、甘草、地黄	疏风解表，散寒除湿	用于外感风寒挟湿所致的感冒，症见恶寒、发热、无汗、头重而痛、肢体酸痛	姜葱汤或温开水送服。一次 6 ~ 9g，一日 2 ~ 3 次	【中药成方制剂卷】 【注意事项】 1. 风热感冒或湿热证慎用 2. 服药期间忌食辛辣、生冷、油腻食物
40	二妙丸	苍术（炒）、黄柏（炒）	燥湿清热	用于湿热下注，足膝红肿热痛，下肢丹毒，白带，阴囊湿痒	口服。一次 6 ~ 9g，一日 2 次	【中药成方制剂卷】 【注意事项】服药期间，宜食用清淡易消化食物，忌食辛辣
41	三七伤药片	三七、制草乌、雪上一枝蒿、冰片、骨碎补、红花、接骨木、赤芍	舒筋活血，散瘀止痛	用于跌打损伤，风湿瘀阻，关节痹痛；急慢性扭挫伤，神经痛见上述证候者	口服。一次 3 片，一日 3 次；或遵医嘱	【中国药典】本品药性强烈，应按规定量服用；孕妇忌用；有心血管疾病患者慎用 【中药成方制剂卷】 【禁忌】孕妇禁用 【注意事项】 1. 心血管疾病患者慎用 2. 本品含草乌、雪上一枝蒿，不宜过服、久服
42	大补阴丸	熟地黄、盐知母、盐黄柏、醋龟甲、猪脊髓	滋阴降火	用于阴虚火旺，潮热盗汗，咳嗽咯血，耳鸣遗精	口服。水蜜丸一次 6g，一日 2 ~ 3 次；大蜜丸一次 1 丸，一日 2 次	【中药成方制剂卷】 【注意事项】 1. 气虚发热者及火热实证者慎服；感冒者慎用 2. 服药期间，忌食辛辣、油腻食物

续表

序号	中成药名称	组成	功效	主治	用法用量	注意事项
43	川芎茶调丸	川芎、白芷、羌活、细辛、防风、荆芥、薄荷、甘草	疏风止痛	用于外感风邪所致的头痛，或有恶寒、发热、鼻塞	饭后清茶送服。一次 3 ~ 6g，一日 2 次	【中国药典】孕妇慎服 【中药成方制剂卷】 【禁忌】孕妇禁用 【注意事项】 1. 久病气虚、血虚、肝肾不足、肝阳上亢头痛者慎用 2. 服药期间忌食辛辣、油腻食物
44	小建中颗粒	白芍、大枣、桂枝、炙甘草、生姜	温中补虚，缓急止痛	用于脾胃虚寒，脘腹疼痛，喜温喜按，嘈杂吞酸，食少心悸及腹泻与便秘交替症状的慢性结肠炎；胃及十二指肠溃疡	口服。一次 1 袋，一日 3 次	【中国药典】外感风热表证未清患者及脾胃湿热或明显胃肠道出血症状者，不宜服用 【中药成方制剂卷】阴虚内热胃痛者不宜使用
45	小活络丸	胆南星、制川乌、制草乌、地龙、乳香（制）、没药（制）	祛风散寒，化痰除湿，活血止痛	用于风寒湿邪闭阻，痰瘀阻络所致的痹病，症见肢体关节疼痛，或冷痛，或刺痛，或疼痛夜甚、关节屈伸不利、麻木拘挛	黄酒或温开水送服。小蜜丸一次 3g（15 丸），大蜜丸一次 1 丸，一日 2 次	【中国药典】孕妇禁用 【中药成方制剂卷】 【禁忌】孕妇禁用 【注意事项】 1. 湿热瘀阻或阴虚有热者慎用 2. 脾胃虚弱者慎用 3. 不可过量服用
46	天麻丸	天麻、羌活、独活、盐杜仲、牛膝、粉萆薢、附子（黑顺片）、当归、地黄、玄参	祛风除湿，通络止痛，补益肝肾	用于风湿瘀阻、肝肾不足所致的痹病，症见肢体拘挛、手足麻木、腰腿酸痛	口服。水蜜丸一次 6g，小蜜丸一次 9g，大蜜丸一次 1 丸，一日 2 ~ 3 次。	【中国药典】孕妇慎用 【中药成方制剂卷】 【注意事项】 1. 本品湿热痹病者慎用 2. 服药期间，忌食生冷、油腻食物

续表

序号	中成药名称	组成	功效	主治	用法用量	注意事项
47	五子衍宗丸	枸杞子、菟丝子（炒）、覆盆子、五味子（蒸）、盐车前子	补肾益精	用于肾虚精亏所致的阳痿不育、遗精早泄、腰痛、尿后余沥	口服。水蜜丸一次6g，小蜜丸一次9g，大蜜丸一次1丸，一日2次。	【中药成方制剂卷】 【注意事项】 1. 感冒者慎服 2. 服药期间忌食生冷、辛辣食物 3. 节制房事
48	五苓散	茯苓、泽泻、猪苓、肉桂、炒白术	温阳化气，利湿行水	用于阳不化气、水湿内停所致的水肿，症见小便不利、水肿腹胀、呕逆泄泻、渴不思饮	口服。一次6～9g，一日2次	【中药成方制剂卷】 【注意事项】 1. 湿热下注、气滞水停、风水泛溢所致的水肿慎用 2. 因痰热犯肺、湿热下注或阴虚津少所致的喘咳、泄泻、小便不利不宜使用 3. 服药期间不宜进食辛辣、油腻食物 4. 孕妇慎用
49	十全大补丸	党参、炒白术、茯苓、炙甘草、当归、川芎、酒白芍、熟地黄、炙黄芪、肉桂	温补气血	用于气血两虚，面色苍白，气短心悸，头晕自汗，体倦乏力，四肢不温，月经量多	口服。水蜜丸一次6g，小蜜丸一次9g，大蜜丸一次1丸，一日2～3次	【中药成方制剂卷】 【注意事项】 1. 体实有热者慎服 2. 感冒者慎服 3. 本品含有肉桂，孕妇慎服 4. 服药期间饮食宜选清淡易消化食物，忌食辛辣、油腻、生冷食物
50	八珍丸	党参、炒白术、茯苓、甘草、当归、白芍、川芎、熟地黄	补气益血	用于气血两虚，面色萎黄，食欲不振，四肢乏力，月经过多	口服。水蜜丸一次6g，大蜜丸一次1丸，一日2次	【中药成方制剂卷】 【注意事项】 1. 体实有热者慎服 2. 感冒者慎服 3. 服药期间饮食宜选清淡易消化食物，忌食辛辣、油腻、生冷食物

续表

序号	中成药名称	组成	功效	主治	用法用量	注意事项
51	左金丸	黄连、吴茱萸	泻火，疏肝，和胃，止痛	用于肝火犯胃，脘胁疼痛，口苦嘈杂，呕吐酸水，不喜热饮	口服。一次3～6g，一日2次	【中药成方制剂卷】 【注意事项】 1. 脾胃虚寒胃痛及肝阴不足胁痛者慎用 2. 保持心情舒畅，以免加重病情
52	杞菊地黄丸	枸杞子、菊花、熟地黄、酒萸肉、牡丹皮、山药、茯苓、泽泻	滋肾养肝	用于肝肾阴亏，眩晕耳鸣，羞明畏光，迎风流泪，视物昏花	口服。水蜜丸一次6g，小蜜丸一次9g，大蜜丸一次1丸，一日2次	【中药成方制剂卷】 【注意事项】 1. 实火亢盛所致头晕、耳鸣慎用 2. 服药期间，忌酸冷食物 3. 平素脾虚便溏者慎用
53	四君子丸	党参、炒白术、茯苓、炙甘草	益气健脾	用于脾胃气虚，胃纳不佳，食少便溏	口服。一次3～6g，一日3次	【中药成方制剂卷】 【注意事项】 1. 阴虚或实热证者慎用 2. 服药期间忌食辛辣、油腻、生冷食物
54	四妙丸	苍术、牛膝、盐黄柏、薏苡仁	清热利湿	用于湿热下注所致的痹病，症见足膝红肿，筋骨疼痛	口服。一次6g，一日2次	【中国药典】孕妇慎用 【中药成方制剂卷】 1. 风寒湿痹、虚寒痿证者慎用 2. 服药期间饮食宜清淡，忌饮酒，忌食鱼腥、辛辣食物
55	四神丸	肉豆蔻（煨）、补骨脂（盐炒）、五味子（醋制）、吴茱萸（制）、大枣（去核）	温肾暖脾，涩肠止泻	用于肾阳不足所致的泄泻，症见肠鸣腹胀、五更溏泄，食少不化，久泻不止，面黄肢冷	口服。一次9g，一日1～2次	【中药成方制剂卷】 【注意事项】 1. 湿热痢疾、湿热泄泻者不宜使用 2. 服药期间饮食宜清淡，忌食生冷、油腻食物

续表

序号	中成药名称	组成	功效	主治	用法用量	注意事项
56	护肝片	柴胡、茵陈、板蓝根、五味子、猪胆粉、绿豆	疏肝理气，健脾消食	具有降低转氨酶作用。用于慢性肝炎及早期肝硬化	口服。一次4片，一日3次	【中药成方制剂卷】 【注意事项】 1. 脾胃虚寒者慎用 2. 服药期间饮食宜清淡，忌食辛辣、油腻食物，并戒酒
57	良附丸	高良姜、醋香附	温胃理气	用于寒凝气滞，脘痛吐酸，胸腹胀满	口服。一次3～6g，一日2次	【中药成方制剂卷】 【注意事项】 1. 胃部灼痛、口苦、便秘之胃热者不宜使用 2. 胃痛、呕吐属湿热中阻者不宜使用
58	补中益气丸	炙黄芪、党参、炙甘草、炒白术、当归、升麻、柴胡、陈皮	补中益气，升阳举陷	用于脾胃虚弱、中气下陷所致的泄泻、脱肛、阴挺，症见体倦乏力、食少腹胀、便溏久泻、肛门下坠或脱肛、子宫脱垂	口服。小蜜丸一次9g，大蜜丸一次1丸，一日2～3次	【中药成方制剂卷】 【注意事项】 1. 阴虚内热者慎用 2. 不宜与感冒药同时使用 3. 有高血压、心脏病、肝病、糖尿病、肾病等慢性病严重者应在医师指导下服用 4. 忌食生冷、油腻、不易消化食物
59	阿胶补血膏	阿胶、熟地黄、党参、黄芪、枸杞子、白术	补益气血，滋阴润燥	用于气血两虚所致的久病体弱、目昏、虚劳咳嗽	口服。一次20g，早晚各一次	【中药成方制剂卷】 【注意事项】 1. 实热、痰火咳嗽者慎用 2. 感冒者慎用 3. 服药期间忌食辛辣、油腻、生冷食物
60	附子理中丸	附子（制）、党参、炒白术、干姜、甘草	温中健脾	用于脾胃虚寒，脘腹冷痛，呕吐泄泻，手足不温	口服。水蜜丸一次6g，小蜜丸一次9g，大蜜丸一次1丸，一日2～3次	【中国药典】孕妇慎用 【中药成方制剂卷】 【禁忌】孕妇禁用 【注意事项】大肠湿热泄泻者不宜使用

续表

序号	中成药名称	组成	功效	主治	用法用量	注意事项
61	刺五加片	刺五加浸膏	益气健脾，补肾安神	用于脾肾阳虚，体虚乏力，食欲不振，腰膝酸痛，失眠多梦	口服。一次2～3片，一日2次	【中药成方制剂卷】 【注意事项】 1. 阴虚内热及邪实体壮者慎用 2. 睡前不宜饮用咖啡、浓茶等兴奋性饮品
62	明目地黄丸	熟地黄、酒萸肉、牡丹皮、山药、茯苓、泽泻、枸杞子、菊花、当归、白芍、蒺藜、煅石决明	滋肾，养肝，明目	用于肝肾阴虚，目涩畏光，视物模糊，迎风流泪	口服。水蜜丸一次6g，小蜜丸一次9g，大蜜丸一次1丸，一日2次	【中药成方制剂卷】 【注意事项】 1. 肝经风热、肝胆湿热、肝火上扰者慎用 2. 脾胃虚弱、运化失调者宜慎用 3. 服药期间忌用油腻肥甘、辛辣燥热食物
63	固经丸	盐关黄柏、酒黄芩、麸炒椿皮、醋香附、炒白芍、醋龟甲	滋阴清热，固经止带	用于阴虚血热，月经先期，经血量多、色紫黑，赤白带下	口服。一次6g，一日2次	【中药成方制剂卷】 【注意事项】 1. 脾胃虚寒者慎用；有瘀者不宜使用 2. 服药期间饮食宜清淡，忌食辛辣、油腻食物 3. 孕妇服用，请向医生咨询
64	知柏地黄丸	知母、黄柏、熟地黄、山茱萸（制）、牡丹皮、山药、茯苓、泽泻	滋阴降火	用于阴虚火旺，潮热盗汗，口干咽痛，耳鸣遗精，小便短赤	口服。水蜜丸一次6g，小蜜丸一次9g，大蜜丸一次1丸，一日2次	【中药成方制剂卷】 【注意事项】 1. 气虚发热及实热者慎服 2. 感冒者慎服 3. 本品脾虚便溏、气滞中满者慎服 4. 服药期间，忌食辛辣、油腻食物
65	肥儿丸	煨肉豆蔻、木香、六神曲（炒）、炒麦芽、胡黄连、槟榔、使君子仁	健胃消积，驱虫	用于小儿消化不良，虫积腹痛，面黄肌瘦，食少腹胀泄泻	口服。一次1～2丸，一日1～2次；三岁以内小儿酌减	【中药成方制剂卷】 【注意事项】 1. 脾虚气弱者慎用 2. 本品一般服药不超过3日 3. 注意饮食卫生

续表

序号	中成药名称	组成	功效	主治	用法用量	注意事项
66	降脂灵片	制何首乌、枸杞子、黄精、山楂、决明子	补肝益肾，养血明目	用于肝肾不足型高脂血症，症见头晕、目眩、须发早白	口服。一次 5 片，一日 3 次	【中药成方制剂卷】 【注意事项】饮食宜清淡、低糖、低盐、低脂
67	枳术丸	枳实（炒）、麸炒白术	健脾消食，行气化湿	用于脾胃虚弱，食少不化，脘腹痞满	口服。一次 6g，一日 2 次	【中药成方制剂卷】 【注意事项】 1. 湿热中阻痞满者慎用 2. 忌食生冷、辛辣、油腻及不易消化食物
68	枳实导滞丸	枳实（炒）、大黄、黄连（姜汁炙）、黄芩、六神曲（炒）、白术（炒）、茯苓、泽泻	消积导滞，清利湿热	用于饮食积滞、湿热内阻所致的脘腹胀痛、不思饮食、大便秘结、痢疾里急后重	口服。一次 6 ~ 9g，一日 2 次	【中药成方制剂卷】 【禁忌】孕妇禁用 【注意事项】 1. 虚寒痢疾慎用 2. 久病正虚、年老体弱者慎用 3. 饮食宜清淡，忌食辛辣刺激性食物，忌暴饮暴食及偏食
69	胃康灵胶囊	白芍、白及、三七、甘草、茯苓、延胡索、海螵蛸、颠茄浸膏	柔肝和胃，散瘀止血，缓急止痛，去腐生新	用于肝胃不和、瘀血阻络所致的胃脘疼痛、连及两胁、嗳气、泛酸；急、慢性胃炎，胃、十二指肠溃疡，胃出血见上述证候者	口服。一次 4 粒，一日 3 次。饭后服用	【中国药典】青光眼患者忌服 【中药成方制剂卷】 【禁忌】前列腺肥大、青光眼患者禁用 【注意事项】 1. 孕妇慎用 2. 有高血压、心脏病、反流性食管炎、胃肠道阻塞性疾患、甲状腺功能亢进、溃疡性结肠炎患者慎用 3. 对本品过敏者禁用，过敏体质者慎用

续表

序号	中成药名称	组成	功效	主治	用法用量	注意事项
70	穿心莲片	穿心莲	清热解毒，凉血消肿	用于邪毒内盛，感冒发热，喉咙肿痛，口舌生疮，顿咳劳嗽，泄泻痢疾，热淋涩痛，痈肿疮疡，毒蛇咬伤	口服。一次2～3片（小片），一日3～4次；或一次1～2片（大片），一日3次	【中药成方制剂卷】 【注意事项】 1. 风寒感冒发热、虚火上炎喉痹、口舌生疮者慎用 2. 泄泻、痢疾属脾胃虚寒者慎用 3. 服药期间忌食辛辣、油腻食物 4. 老人、儿童及素体脾胃虚弱者慎用
71	缩泉丸	山药、益智仁（盐炒）、乌药	补肾缩尿	用于肾虚所致的小便频数，夜间遗尿	口服。一次3～6g，一日3次	【中药成方制剂卷】 【注意事项】 1. 肝经湿热所致遗尿慎用 2. 服药期间，饮食宜清淡，忌饮酒、辛辣食物
72	茵栀黄口服液	茵陈提取物、栀子提取物、黄芩提取物、金银花提取物	清热解毒，利湿退黄	用于肝胆湿热所致的黄疸，症见面目悉黄，胸胁胀痛，恶心呕吐，小便黄赤；急、慢性肝炎见上述证候者	口服。一次10mL，一日3次	【中国药典】服药期间忌酒及辛辣之品 【中药成方制剂卷】 【注意事项】 1. 黄疸属阴黄者不宜使用 2. 服药期间忌饮酒，忌食辛辣、油腻食物
73	香砂六君丸	木香、砂仁、党参、炒白术、茯苓、炙甘草、陈皮、姜半夏	益气健脾，和胃	用于脾虚气滞，消化不良，嗳气食少，脘腹胀满，大便溏泄	口服。一次6～9g，一日2～3次	【中药成方制剂卷】 【注意事项】 1. 阴虚内热胃痛，湿热痞满、泄泻者慎用 2. 忌食生冷、油腻、不易消化及刺激性食物，戒烟酒 3. 有高血压、心脏病、肝病、糖尿病、肾病等慢性病严重者应在医师指导下服用 4. 儿童、孕妇、哺乳期妇女、年老体弱者应在医师指导下服用

续表

序号	中成药名称	组成	功效	主治	用法用量	注意事项
74	都梁丸	白芷（酒炖）、川芎	祛风散寒，活血通络	用于风寒瘀血阻滞脉络所致的头痛，症见头胀痛或刺痛、痛有定处、反复发作、遇风寒诱发或加重	口服。一次1丸，一日3次	【中国药典】忌食辛辣食物 【中药成方制剂卷】 【注意事项】 1. 阴虚阳亢、肝火上扰所致头痛、头晕慎用 2. 服药期间忌食辛辣、油腻食物
75	桑菊感冒片	桑叶、菊花、连翘、薄荷素油、苦杏仁、桔梗、甘草、芦根	疏散风热，宣肺止咳	用于风热感冒初起，头痛，咳嗽，口干，咽痛	口服。一次4～8片，一日2～3次	【中药成方制剂卷】 【注意事项】 1. 风寒外感者慎用 2. 服药期间忌食辛辣、油腻食物
76	越鞠丸	醋香附、川芎、炒栀子、苍术（炒）、六神曲（炒）	理气解郁，宽中除满	用于胸脘痞闷，腹中胀满，饮食停滞，嗳气吞酸	口服。一次6～9g，一日2次	【中药成方制剂卷】 【注意事项】 1. 阴虚火旺者慎用 2. 久服易伤正气 3. 忌忧思恼怒，避免情志刺激
77	舒胸胶囊	三七、红花、川芎	活血化瘀，通络止痛	用于瘀血阻滞所致的胸痹，症见胸闷、心前区刺痛；冠心病心绞痛见上述证候者	口服。一次3粒，一日3次	【中国药典】孕妇慎用；热证所致瘀血忌用 【中药成方制剂卷】 【注意事项】 1. 忌食生冷、辛辣、油腻食物，忌烟酒、浓茶 2. 在治疗期间心绞痛持续发作，宜加用硝酸酯类药。若出现剧烈心绞痛、心肌梗死，症见气促、汗出、面色苍白者，应及时急诊救治

续表

序号	中成药名称	组成	功效	主治	用法用量	注意事项
78	槐角丸	槐角（清炒）、地榆炭、黄芩、麸炒枳壳、当归、防风	清肠疏风，凉血止血	用于血热所致的肠风便血、痔疮肿痛	口服。水蜜丸一次6g，小蜜丸一次9g，大蜜丸一次1丸，一日2次	【中药成方制剂卷】 【注意事项】 1. 虚寒性便血者慎用 2. 年迈体弱者慎服 3. 若痔疮便血，肿痛严重和便血呈喷射状者，应立即采取综合急救措施 4. 服药期间饮食宜选清淡、易消化之品，忌食辛辣、油腻食物
79	鼻渊丸	苍耳子、辛夷、金银花、茜草、野菊花	祛风宣肺，清热解毒，通窍止痛	用于鼻塞鼻渊，通气不畅，流涕黄浊，嗅觉不灵，头痛，眉棱骨痛	口服。一次12丸，一日3次	【中药成方制剂卷】 【注意事项】 1. 儿童、孕妇及哺乳期妇女禁用 2. 肝肾功能不全者禁用
80	橘红丸	化橘红、陈皮、半夏（制）、茯苓、甘草、桔梗、苦杏仁、炒紫苏子、紫菀、款冬花、瓜蒌皮、浙贝母、地黄、麦冬、石膏	清肺，化痰，止咳	用于痰热咳嗽，痰多，色黄黏稠，胸闷口干	口服。水蜜丸一次7.2g，小蜜丸一次12g，大蜜丸一次2丸（每丸重6g）或4丸（每丸重3g），一日2次	【中药成方制剂卷】 【注意事项】 1. 气虚咳喘及阴虚燥咳者慎用 2. 孕妇慎用 3. 服药期间忌食辛辣、油腻食物

注：【中药成方制剂卷】全称是【中华人民共和国药典临床用药须知：中药成方制剂卷】。

二、中成药的服用方法

中成药的种类繁多，已被大众熟知并使用。中成药具有服用方便、疗效可靠、不良反应少等优点，包括解表类、健胃类、滋补类等多种类别。中药调剂员在向患者介绍中成药时，应按照说明书介绍，及时详细地介绍药品的使用方法及其注意事项。

中成药内服，一般均以温开水送服，但有些中成药宜用配伍适当的“药引”送服，以增强疗效或起协同作用。例如，黄酒常被作为“药引”，中成药如大活络丸、七厘散等用黄酒送服，因黄酒具有温通经络、活血散瘀的作用，可增强中成药药效；藿香正气丸、附子理中丸等可用姜汤送服，因生姜具有散寒、温中止呕作用，可用生姜切片顺汤作为“药引”增强疗效。六味地黄丸、大补阴丸等可用淡盐水送服，食盐味咸，引药入肾，可增强滋阴补肾的作用；银翘解毒丸用鲜芦根煎汤送服，取其清热透表生津之效，用治风热感冒；川芎茶调散用清茶送服，取其清热之效；四神丸、更衣丸用米汤送服，取其保护胃气之效，等等。部分中成药需要将其含于口中，使其缓缓溶解或发挥疗效后再咽下，如速效救心丸、西瓜霜片等。亦可根据医师叮嘱，将六一散、益元散入汤剂煎煮以增强疗效。

患者在服药或用药期间，要注意饮食上的禁忌，即通常所说的“忌口”。古人根据经验，认为常山忌葱；人参忌白萝卜；薄荷忌鳖肉；茯苓忌醋；鳖甲忌苋菜；蜜忌生葱；地黄、何首乌忌葱、蒜、白萝卜，等等。

寒性病证服温热药时要忌生冷食物；热性病证服寒凉药时要忌食辛辣食物。服用解表药时，不宜食用生冷、辛辣、炙煿食物，因为生冷、辛辣、炙煿食物不利于解表，影响疗效；服人参时不宜大量食用萝卜，萝卜会降低人参的补气作用；服镇静安神药时，忌饮酒、浓茶等刺激和兴奋中枢神经的饮品；肾炎患者及水肿患者不能食咸，否则会使病情加重；服用含铁类中成药，不宜饮茶和食柿子，因为铁离子会与鞣质发生化学反应，不仅降低药效，还可能发生不良反应；患有哮喘、过敏性皮炎、疮疖等的患者，在服药时不能食用鱼、蟹、虾、羊、韭菜等生发食物，因为这些食物含有异体蛋白，部分人对它特别敏感，容易引发过敏反应，使病情加重。以下是常用成药的服用方法。

1.解表类中成药

此类中成药宜及时服用，以温开水送服，并覆盖衣被微微发汗，从而达到解表的效果。如感冒清热颗粒、九味羌活丸、银翘解毒颗粒等。

2.健胃类中成药

此类中成药可在饭后15分钟服用，避免对胃肠的刺激性。如大山楂丸、香砂养胃丸、香砂平胃丸等。

3.镇静安神类中成药

此类中成药宜在睡前半小时服用，药物发挥作用后具有镇静安神之功，亦不影响工作。如天王补心丸、养血安神丸、枣仁安神液、解郁安神颗粒等。

4.驱虫类中成药

此类中成药宜空腹服用，晚上十点后至凌晨服用，可使药力集中，起效速度快。如肥儿丸、化虫丸等。

5.滋补类中成药

此类中成药可分为补气、补血、补阴、补阳四类，一般饭前空腹服用。如健脾生血颗粒、六味地黄丸、十全大补丸、生脉饮、人参固本丸等。

项目二 柜台内中成药的码放和中成药的验收

学习目标

（1）能对柜台内中成药按功效分类码放。

（2）能对柜台内中成药按效期进行分类管理。

一、柜台内中成药分类码放及管理

药品分类管理，需要在柜台内按照一定的顺序码放。码放就是将各种中成药放在适当的位置上，是零售药店与医院药房日常工作的一部分，目的是方便推荐销售或配药。有效、良好地码放，能充分展示中成药的特点，帮助消费者进行选择，对促进药品销售起到积极作用。零售药店，成药的码放工作尤为重要。经营过程中药品应按剂型或用途以及储存要求分类陈列和储存。一般按照以下要求进行码放。

1.药品与非药品分开

非药品应在药柜之外摆放，不应与药品混放，更不能摆在药品中间。

2.处方药与非处方药分开

要把非处方药摆放在醒目位置，若能将乙类、甲类非处方药分开更好，方便消费者选择购买，以提高消费者的自我区分和购买能力。处方药陈列要集中，严格按照处方药管理类别的规定，集中摆放处方药，并贴出明显标识，示消费者购买时需出示处方。

3.内服药与外用药要分开码放，外用、易串味药应单独码放

外用和易串味药品单独摆放，并分开存放。易串味的药品与一般药品也要分开存放。

4.按用途分类码放

为方便消费者选购，药店应按用途分类摆放药品，如内科用药、儿科用药、妇科用药、外科用药、伤科用药等。

5.按功能分类码放

在按用途分类码放的基础上，进一步按照中成药功能分类进行码放，如感冒类中成药、咳嗽类中成药、补益类中成药等。

6.拆零、含特殊药品复方制剂专柜码放

拆零药品集中存放于拆零专柜，保留原包装标签。

7. 危险品不应陈列码放或按相关规定码放

危险品不应陈列码放，如因需要必须陈列时，只能陈列代用品或空包装，危险品的储存应按国家有关规定管理和存放。

中成药的陈列码放要求

在中国职业技术教育学会医药专业委员会的中药调剂员技能大赛中，对中成药的陈列码放提出了以下要求：

（1）严格遵守药品分类码放的原则：药品与非药品分开；处方药与非处方药分开；内服药与外用药分开；中药与西药分开。

（2）药品摆放要美观、整齐，在同一个区域内摆放的药品首先按照内科用药、外科用药、骨伤科用药、皮肤科用药、五官科用药、妇科用药、儿科用药的标识牌分区域摆放，其次考虑证型集中，再次考虑剂型集中。同一药品摆放在一起（前后摆放，但不得有间隙）；同品名或同品种不同规格药品相邻摆放，相邻品种间的间隙不能过大（不超过3cm），相同药品按效期摆放，近效期药品放在前面；药品摆放整齐无倒置。

（3）摆放过的药品，需要放回，药盒要轻拿轻放，不能随意损坏。

二、中成药外观质量

按照《中华人民共和国药典》（2025年版）有关规定，中成药的外观质量要求应符合如下规定（表3-2）。

表3-2　中成药外观质量要求

剂型	外观质量要求
片剂	外观应完整光洁，色泽均匀，有适宜的硬度和耐磨性，以免包装、运输过程中发生磨损或破碎
丸剂	应外观圆整，色泽均匀，大小一致，无粘连。蜡丸应表面光滑无裂纹，丸内无蜡点、颗粒；滴丸表面应无冷凝介质黏附
胶囊剂	应整洁，不得有黏结、变形、渗漏或囊壳破裂等现象，并应无异臭
颗粒剂	应干燥，颗粒均匀、色泽一致，无吸潮、软化、结块、潮解等现象
糖浆剂	应澄清。在储存期间不得有发霉、酸败、产生气体或其他变质现象，允许有少量摇之易散的沉淀
口服液体制剂	应稳定、无刺激性，不得有发霉、酸败、变色、异物、产生气体或其他变质现象。口服乳剂的外观应呈均匀的乳白色，不应有分层现象

续表

剂型	外观质量要求
合剂	应澄清。在储存期间不得有发霉、酸败、异物、变色、产生气体或其他变质现象，允许有少量摇之易散的沉淀
软膏剂、乳膏剂	应无酸败、异臭、变色、变硬等变质现象。乳膏剂不得有油水分离及胀气现象
贴膏剂	贴膏剂的膏料应涂布均匀，膏面应光洁、色泽一致，应无脱膏、失黏现象；背衬面应平整、洁净、无漏膏现象
栓剂	外观应完整光洁，有适宜的硬度，无变质，无裂缝，不变形，不起霜，不变色
糊剂	应无酸败、异臭、变色与变硬现象
散剂	应干燥、疏松、混合均匀、色泽一致
酊剂	应澄清，久置允许有少量摇之易散的沉淀
煎膏剂	应无焦臭、异味，无糖的结晶析出
胶剂	应为色泽均匀、无异常臭味的半透明固体
膏药	膏药的膏体应油润细腻、光亮、老嫩适度、涂抹均匀、无飞边缺口，加温后能粘贴于皮肤上且不移动。黑膏药应乌黑，无红斑；白膏药应无白点

三、中成药验收规定

中成药验收时，应依据药品采购订单、供货单位“随货同行单（票）”，对照成药实物进行验收。

1.药品到货时，收货人员应当查验随货同行单（票）以及相关的药品采购记录。无随货同行单（票）或无采购记录的应当拒收；随货同行单（票）记载的供货单位、生产厂商、药品的通用名称、剂型、规格、批号、数量、收货单位、收货地址、发货日期等内容，与采购记录以及本企业实际情况不符的，应当拒收，并通知采购部门处理。

2.应当依据随货同行单（票）核对药品实物。随货同行单（票）中记载的药品的通用名称、剂型、规格、批号、数量、生产厂商等内容，与药品实物不符的，应当拒收，并通知采购部门进行处理。

3.药品的每一整件包装中，应有产品合格证；药品包装的标签或说明书上，应有药品的通用名称、成分、规格、生产企业、批准文号、产品批号、生产日期、有效期、适应证或功能主治、用法、用量、禁忌、不良反应、注意事项，以及储藏条件等。验收含特殊药品复方制剂、外用药品的，其包装的标签或说明书上应有规定的标示和警示说明。处方药和非处方药按分类管理要求，标签、说明书上应有相应的警示语或忠告语，非处方药的包装上应有国家规定的专有标识。

4.验收药品应当按照来货药品批号查验同批号的盖有生产或供货企业质量管理机构原印章的检验报告书。

5.验收进口药品，进口药品应有加盖供货单位质量管理机构原印章的“进口药品注册证”及“进口药品检验报告书”的复印件。其内外包装的标签应以中文注明药品的名称、主要成分，以及注册证号，并有中文说明书。

6. 根据中成药不同剂型的外观质量标准，按照取样要求检查中成药质量，同时查看中成药的有效期是否在效期内。

测试题

一、单项选择题

1. 与环孢素A同用，可能引起环孢素A血药浓度提高的是（　　）。

A. 感冒清热颗粒　　B. 感冒退热颗粒
C. 银翘解毒片　　D. 藿香正气口服液
E. 双黄连颗粒

2. 感冒退热颗粒不可用于（　　）。

A. 风寒感冒　　B. 风热感冒
C. 外感风热引起的急性扁桃体炎　　D. 毒壅盛证

3. 双黄连口服液的处方组成是（　　）。

A. 黄连、黄芩、黄柏　　B. 黄连、黄芩、栀子
C. 黄连、黄柏、知母　　D. 金银花、黄芩、连翘

4. 通宣理肺丸的功效是（　　）。

A. 解表散寒，宣肺止嗽　　B. 清热化痰，宣肺止咳
C. 解表化饮，止咳平喘　　D. 清热解毒，镇静安神

5. 孕妇慎用的中成药是（　　）。

A. 板蓝根颗粒　　B. 三黄片　　C. 健脾丸　　D. 藿香正气水

6. 症见发热、恶寒、胸膈满闷、咳嗽咽痛，宜用成药（　　）。

A. 感冒清热颗粒　　B. 急支糖浆　　C. 百合固金丸　　D. 通宣理肺丸

7. 玉屏风颗粒的处方组成为（　　）。

A. 党参、炒白术、黄芩　　B. 黄芪、防风、白术
C. 黄芪、炒白术、人参　　D. 红参、炒白术、黄芩

8. 用于风寒水饮，恶寒发热，无汗，喘咳痰稀的中成药是（　　）。

A. 小柴胡颗粒　　B. 小建中颗粒　　C. 小青龙合剂　　D. 清开灵胶囊

9. 五苓散的主治病证是（　　）。

A. 气血两虚之虚劳　　B. 肾虚精亏之水肿
C. 肾虚精亏之便秘　　D. 阳不化气、水湿内停所致的水肿

10. 可用于寒证或寒湿证的中成药是（　　）。

A. 葛根芩连丸　　B. 蛇胆川贝散　　C. 藿胆丸　　D. 小活络丸

11. 天麻丸的功效是（　　）。

A. 舒筋活血，散瘀止痛　　B. 益肾活血，清热通淋

C. 祛风散寒，化痰除湿，活血止痛　　D. 祛风除湿，通络止痛，补益肝肾

12. 用于肾阳不足，腰膝酸冷，肢体浮肿，小便不利的中成药是（　　）。

A. 大补阴丸　　B. 桂附地黄丸　　C. 八珍丸　　D. 十全大补丸

13. 功能为养血舒肝、调经止痛的中成药是（　　）。

A. 妇科十味片　　B. 桂附地黄丸　　C. 天麻丸　　D. 五子衍宗丸

14. 川芎茶调丸所治病证，不包括（　　）。

A. 头痛　　B. 潮热盗汗　　C. 发热　　D. 鼻塞

15. 有关五子衍宗丸的说法，不正确的是（　　）。

A. 孕妇慎用　　B. 功效是补肾益精

C. 用于肾虚精亏所致的阳痿不育　　D. 感冒者慎服

二、多项选择题

1. 可用于外感风寒感冒的中成药有（　　）。

A. 感冒退热颗粒　　B. 感冒清热颗粒

C. 银翘解毒丸　　D. 通宣理肺丸

E. 双黄连颗粒

2. 急支糖浆中含有的中药有（　　）。

A. 鱼腥草　　B. 四季青　　C. 金荞麦　　D 麦芽

E. 枳壳

3. 柏子养心丸的功效有（　　）。

A. 补血　　B. 补气　　C. 养血　　D. 疏肝

E. 安神

4. 三七伤药片的主治病证有（　　）。

A. 跌打损伤　　B. 关节痹痛

C. 风湿瘀阻　　D. 急慢性扭挫伤

E. 腰膝酸软

5. 复方丹参片中含有（　　）。

A. 冰片　　B. 陈皮　　C. 红花　　D. 丹参

E. 三七

模块四

高级中药调剂员理论知识考试模拟试卷

一、单项选择题（第 1 题 ~ 第 80 题。选择一个正确答案，将相应的字母填入题内的括号中。每题 1 分，满分 80 分）

1. 医药职业道德的重要原则是（　　）。

A. 提供安全、有效、经济的药品　　B. 全心全意为人民服务

C. 救死扶伤，实行革命的人道主义　　D. 依法执业

2. 全草类、果实类等饮片含药屑、杂质不得超过（　　）。

A. 0.01%　　B. 0.02%　　C. 0.03%　　D. 0.04%

3. 五行中，“土”的特性为（　　）。

A. 升发　　B. 收敛　　C. 寒凉　　D. 生化

4. 八纲辨证是（　　）。

A. 各种辨证的综合　　B. 各种辨证的总纲

C. 内伤杂病的辨证方法　　D. 外感热病的辨证方法

5. 脏腑学说中，脾的功能是（　　）。

A. 主血脉，主神明　　B. 主运化水谷

C. 主藏血　　D. 司呼吸

6. 阳虚阴盛的表现是（　　）。

A. 虚证疼痛拒按，实证疼痛喜按　　B. 虚证体质实，实证体质弱

C. 虚证病程长，实证病程短　　D. 虚证大便秘结，实证大便稀溏

7. 将药材提取物、药材细粉或挥发性药物，用乙醇、油或适宜的溶剂制成的澄清或混悬的外用液体制剂是（　　）。

A. 酒剂　　B. 露剂　　C. 搽剂　　D. 合剂

8. 关于枸杞子的养护措施，以下描述正确的是（　　）。

A. 储存于防潮容器密封，防止包装破损、受热膨胀外溢

B. 宜用坛、铁桶、木箱密封后，置阴凉干燥处低温储存

C. 专用库房和容器，实行双人双锁保管，注重防盗

D. 保管应选干燥通风的库房，宜使用硬质材料包装盛放

9. 使用戥秤时，以下描述不正确的是（　　）。

A. 持戥时，用左手虎口、食指和中指挟持戥杆

B. 校戥时，用右手拇指、食指将戥砣绳移动至定盘星位置

C. 校戥时要“齐眉对戥”，观察戥杆是否呈水平状态

D. 称量时，用右手抓药放入戥盘内

10.（　　）适合用于扑救各种固体、液体和气体火灾。

A. 冷却灭火法　　B. 窒息灭火法　　C. 隔离灭火法　　D. 抑制灭火法

11. 北沙参表面淡黄白色，全体有棕黄色（　　）状细根痕。

A. 凹窝　　B. 三角　　C. 点　　D. 钉刺

12. 某皮类药材折断后，可见细密银白色富弹性的胶丝，该药材可能是（　　）。

A. 黄柏　　B. 肉桂　　C. 厚朴　　D. 杜仲

13. 苦杏仁的入药部位是（　　）。

A. 果实　　B. 种子　　C. 种皮　　D. 果皮

14. 柳叶白前质脆，断面（　　）。

A. 纤维性　　B. 有星点　　C. 疏松　　D. 中空

15. 从药物来源分类，石膏属于（　　）。

A. 植物药　　B. 动物药　　C. 矿物药　　D. 生物药

16. 夏枯草的药用部位是（　　）。

A. 果穗　　B. 全草　　C. 根与根茎　　D. 叶

17. 党参来源于（　　）科植物。

A. 唇形　　B. 百合　　C. 桔梗　　D. 毛茛

18. 黄柏来源于植物（　　）。

A. 黄皮树　　B. 白蜡树　　C. 黄檗　　D. 杠柳

19. 关于鸡血藤的髓部特点，说法正确的是（　　）。

A. 髓部在中间　　B. 髓部偏向一侧　　C. 髓部中空　　D. 髓部黑色

20. 北沙参主产于（　　）、河北和辽宁。

A. 河南　　B. 山东　　C. 陕西　　D. 山西

21. 狗脊的入药为（　　）。

A. 根　　B. 根茎　　C. 茎　　D. 全草

22. 何首乌的药用部位是（　　）。

A. 根　　B. 根茎　　C. 块根　　D. 块茎

23. 下列药材在加工过程中需要置沸水中烫后，除去外皮，干燥的是（　　）。

A. 地黄　　B. 何首乌　　C. 北沙参　　D. 党参

24. 钩藤的药用部位为（　　）。

A. 根　　B. 根茎　　C. 藤茎　　D. 带钩茎枝

25. 下列中药，以萝卜的种子入药的是（　　）。

A. 菟丝子　　B. 沙苑子　　C. 莱菔子　　D. 葶苈子

26. 赭石的主要成分为（　　）。

A. 氯化铁　　B. 硫化铁　　C. 四氧化三铁　　D. 三氧化二铁

27. 肉豆蔻来源于（　　）科植物。

A. 唇形　　B. 肉豆蔻　　C. 豆　　D. 夹竹桃

28. 密蒙花入汤剂宜（　　）。

A. 群药共煎　　B. 后下　　C. 另煎　　D. 包煎

29. 猪苓来源于（　　）。

A. 麦角菌科　　B. 海带科　　C. 百合科　　D. 多孔菌科

30. 薄荷茎的形状是（　　）。

A. 圆形　　B. 扁圆形　　C. 方柱形　　D. 三角形

31. 枇杷叶的叶片边缘有（　　），下表面密被黄色绒毛。

A. 波状　　B. 全缘　　C. 疏锯齿　　D. 重锯齿

32. 秦皮皮孔特征为（　　）。

A. 灰白色圆点状　　B. 白色丁状　　C. 黑色线性　　D. 红棕色突起

33. 从药物功能进行分类，血竭属于（　　）。

A. 清热药　　B. 活血化瘀药　　C. 止血药　　D. 祛风湿药

34. 中药滑石来源于（　　）矿物。

A. 硅酸盐类　　B. 硫酸盐类　　C. 硫化物类　　D. 碳酸盐类

35. 粉碎时，处方中含有大量油脂性药料时，需要用（　　）法。

A. 串料　　B. 蒸罐　　C. 水飞　　D. 串油

36. 生化丸用于产后受寒恶露不行或行而不畅，夹有血块，小腹冷痛，组成中宜用（　　）。

A. 生姜　　B. 干姜　　C. 高良姜　　D. 炮姜

37. 杜仲应采用（　　）进行炮制。

A. 酒炙法　　B. 盐炙法　　C. 油炙法　　D. 蜜炙法

38. 关于白芍的说法，不正确的是（　　）。

A. 白芍的用药部位为根　　B. 白芍可与桂枝配伍治疗风寒表虚证

C. 白芍长于敛阴止汗　　D. 白芍与赤芍同为一物，可混用

39. 下列各药，（　　）最宜用于气阴两伤证。

A. 人参　　B. 党参　　C. 西洋参　　D. 丹参

40. 地黄经（　　）蒸制后，变为熟地黄。

A. 黑豆汁　　B. 蜂蜜　　C. 豆腐　　D. 黄酒

41. 下列中药饮片入煎剂不需后下的是（　　）。

A. 藿香　　B. 细辛　　C. 徐长卿　　D. 薄荷

42. 天冬由于富含黏液质，储藏时易发生（　　）。

A. 潮解　　B. 变色　　C. 走油　　D. 风化

43. 辛夷入汤剂的用法是（　　）。

A. 先煎　　B. 后下　　C. 包煎　　D. 冲服

44. 醋炙法中，先拌醋后炒的药物是（　　）。

A. 乳香　　B. 甘遂　　C. 没药　　D. 五灵脂

45. 枸杞子的性状特征不包括（　　）。

A. 呈类纺锤形或椭圆形　　B. 果皮柔韧，皱缩

C. 种子类肾形，圆而扁　　D. 气微，味甜

46. 茵陈的入药部位是（　　）。

A. 地上部分　　B. 全草　　C. 根　　D. 根茎

47. 下列可用盐炙法的中药是（　　）。

A. 白芍　　B. 青皮　　C. 艾叶　　D. 小茴香

48. 下列药物以干燥根入药的是（　　）。

A. 补骨脂　　B. 天花粉　　C. 骨碎补　　D. 贯众

49. 海螵蛸来源于（　　）。

A. 牡蛎科　　B. 乌贼科　　C. 珍珠贝科　　D. 鲍科

50. 以下不属于石决明饮片性状特征的是（　　）。

A. 为不规则的碎块　　B. 灰白色

C. 光滑或微有凹凸，具特有的彩色光泽　　D. 质坚硬

51. 关于桑白皮性状特征说法，不正确的是（　　）。

A. 外表面白色或淡黄白色，较平坦

B. 有的残留橙黄色或棕黄色鳞片状粗皮

C. 体轻，质韧，纤维性强，易折断

D. 易纵向撕裂，撕裂时有粉尘飞扬

52. 太子参气微，味（　　）。

A. 微苦　　B. 酸、微苦　　C. 咸涩　　D. 微甘

53. 瓜蒌的功效不包括（　　）。

A. 温脾止泻　　B. 清热涤痰　　C. 宽胸散结　　D. 润燥滑肠

54. 王不留行味苦性平，除活血通经外，还能（　　）。

A. 化痰止咳　　B. 消肿生肌　　C. 宣肺平喘　　D. 下乳消肿

55. 清炒法中，山楂选用（　　）。

A. 炒黄法　　B. 炒焦法　　C. 炒炭法　　D. 以上皆可

56. 当归用于治疗血虚证，最宜配伍（　　）。

A. 川芎　　B. 熟地黄　　C. 地黄　　D. 白芍

57. 关于牛膝的说法，不正确的是（　　）。

A. 引药下行　　B. 补肝肾宜酒炙用　　C. 引血下行　　D. 孕妇应多用

58. 板蓝根颗粒中的配伍关系是（　　）。

A. 相须　　B. 相使　　C. 单行　　D. 相杀

59. 藿香正气水的主治病证是（　　）。

A. 风寒感冒　　B. 风热感冒　　C. 流行性感冒　　D. 暑湿感冒

60. 龙胆泻肝丸的使用注意事项是（　　）。

A. 孕妇忌服　B. 孕妇慎用
C. 风寒表证者不宜使用　D. 久病体虚患者如出现腹泻时慎用

61. 组成中含有川贝母的中成药是（　　）。
A. 小青龙合剂　B. 生脉饮　C. 通宣理肺丸　D. 百合固金丸

62. 外感风邪所致的头痛患者，宜选用（　　）。
A. 银翘解毒片　B. 感冒退热颗粒　C. 连花清瘟胶囊　D. 川芎茶调丸

63. 四君子丸的功效是（　　）。
A. 气血双补　B. 益气健脾　C. 滋肾养肝　D. 补中益气

64. 用于风寒水饮，恶寒发热，无汗，喘咳痰稀的中成药是（　　）。
A. 小柴胡颗粒　B. 小建中颗粒　C. 小青龙合剂　D. 清开灵胶囊

65. 验收含特殊药品复方制剂、外用药品时，其包装的标签或说明书上应有（　　）。
A. 规定的标示和警示说明　B. 价格
C. 特殊药品的名字　D. 特殊药品的图案

66. 可用于风热感冒初起的成药是（　　）。
A. 桑菊感冒片　B. 橘红丸　C. 四妙丸　D. 穿心莲片

67. 枳实导滞丸的主治病证是（　　）。
A. 饮食积滞，脾胃虚弱　B. 脾胃虚弱，大便溏泄
C. 饮食积滞，湿热内阻　D. 湿阻中焦，胃失和降

68. 阿胶补血膏的主治病证是（　　）。
A. 气滞血瘀　B. 肝阴不足　C. 脾胃虚弱　D. 气血两虚

69. 慢性肝炎及早期肝硬化患者，宜选用（　　）。
A. 四君子丸　B. 逍遥丸　C. 四神丸　D. 护肝片

70. 左金丸中，黄连与吴茱萸的比例是（　　）。
A. 1：6　B. 6：1　C. 5：1　D. 1：5

71. 用于风湿瘀阻、肝肾不足所致的痹病的中成药是（　　）。
A. 再造丸　B. 小活络丸　C. 天麻丸　D. 九味羌活丸

72. 三七伤药片的功效是（　　）。
A. 疏肝理气　B. 舒筋活血　C. 补脾益肺　D. 解毒利湿

73. 用于肾阴亏损，头晕耳鸣，腰膝酸软，骨蒸潮热，盗汗遗精，消渴的中成药是（　　）。
A. 桂附地黄丸　B. 参苓白术散　C. 六味地黄丸　D. 通宣理肺丸

74. 症见目涩畏光，视物模糊，迎风流泪，可选用（　　）。
A. 明目地黄丸　B. 六味地黄丸　C. 人参健脾丸　D. 香砂六君丸

75. 主要功效为滋阴补肾的中成药是（　　）。
A. 健脾丸　B. 六味地黄丸　C. 桂附地黄丸　D. 柏子养心丸

76. 下列中药，水试可见橙黄色呈直线下降，柱头呈长喇叭状的是（　　）。
A. 款冬花　B. 金银花　C. 红花　D. 西红花

77. 下列关于金银花的说法中，错误的是（　　）。

A. 主产河南、山东　　B. 主要以花蕾入药

C. 表面黄白色，均无毛　　D. 味淡、微苦

78. 中药装斗时不宜过满，一般饮片装至药斗容积的（　　）。

A.2/3　　B.4/5　　C.3/5　　D.5/6

79. 月经不调，崩漏下血，贫血衰弱可用（　　）。

A. 定坤丸　　B. 启脾丸　　C. 杞菊地黄丸　　D. 伤湿止痛膏

80. 麻仁润肠丸的使用注意事项是（　　）。

A. 孕妇忌服　　B. 孕妇慎用

C. 风寒表证者不宜使用　　D. 久病体虚患者如出现腹泻时慎用

二、多项选择题（第 81 题～第 100 题。选择正确的答案，将相应的字母填入题内的括号中。每题 1 分，满分 20 分）

81. 中药炮制的主要目的是（　　）。

A. 增强作用，提高疗效　　B. 降低毒副作用

C. 改变性能和功效　　D. 便于调剂

82. 女子胞的生理功能与（　　）脏腑密切相关。

A. 心　　B. 肝　　C. 脾　　D. 肺

83. 佐药在处方中的作用包括（　　）。

A. 达到配合君药、臣药加强疗效或者直接治疗次要兼证的目的

B. 达到消除或减弱君药、臣药的毒性和副作用，或者制约君药、臣药峻烈之性的目的

C. 达到与君药性味相反而又能在治疗中起相成作用的药物以防药病格拒的目的

D. 达到调和处方中诸药的目的

84. 影响中药饮片质量的饮片自身因素有（　　）。

A. 含水量　　B. 温度　　C. 化学成分　　D. 霉菌

85. 饮片调剂的操作规程为（　　）。

A. 收方　　B. 计价　　C. 调配　　D. 复核

86. 根据《药品召回管理办法》规定，药品生产企业（　　）。

A. 应当收集、记录药品的质量问题与药品不良反应信息，并及时向药品监督管理部门报告

B. 应当建立和完善药品召回制度，收集药品安全的相关信息

C. 应当对可能具有安全隐患的药品进行调查、评估，召回存在安全隐患的药品

D. 应当协助药品监督管理部门对药品可能存在的安全隐患开展调查

87. 下列植物中，属于川贝母的来源的有（　　）。

A. 川贝母　　B. 暗紫贝母　　C. 甘肃贝母　　D. 太白贝母

88. 关于薄荷的气味，说法正确的有（　　）。

A. 气微　　B. 味辛辣

C. 揉搓后有特殊清凉香气　　D. 味辛凉

89. 蜈蚣的性状特点为（　　）。

A. 呈扁平长条形
B. 头部暗红色或红褐色
C. 气微腥，有特殊刺鼻的臭气
D. 全体共 22 个环节

90. 莱菔子的性状特征包括（　　）。
A. 呈类卵圆形或椭圆形
B. 一侧有数条纵沟
C. 种皮薄而脆
D. 子叶 2 枚

91. 下列有关滑石说法正确的有（　　）。
A. 滑石为碳酸盐类矿物
B. 滑石手摸有滑润感
C. 滑石能解暑，用于治疗暑热证
D. 中药炮制常用滑石粉作中间传热体拌炒药物

92. 下列药材入药部位为果实的有（　　）。
A. 栀子　B. 五味子　C. 菟丝子　D. 决明子

93. 下列各项属于贵细药材的有（　　）。
A. 麝香　B. 珍珠　C. 西红花　D. 红花

94. 天冬的主治病证有（　　）。
A. 肺燥干咳
B. 腰膝酸痛，骨蒸潮热
C. 热病津伤，咽干口渴
D. 肠燥便秘

95. 盐炙法中，先炒后加盐水的药物有（　　）。
A. 车前子　B. 黄连　C. 桑枝　D. 知母

96. 豆蔻以（　　）者为佳。
A. 个大、完整
B. 果皮薄脆、皮色洁白
C. 体重、仁饱满
D. 气芳香、味浓厚、无杂质

97. 药膳特点包括（　　）。
A. 补虚，功效明确
B. 以中医理论指导药膳实践
C. 辨证施膳
D. 色、香、味、形俱佳，效优良，引人喜悦

98. 酒炙法操作的注意事项包括（　　）。
A. 在加入黄酒拌润过程中，容器上面应加盖
B. 若黄酒的用量较少，可加适量水稀释
C. 火力不宜过大，一般用文火
D. 炒至近干，颜色加深时，即可取出

99. 六味地黄丸的组成有（　　）。
A. 熟地黄、山茱萸
B. 山药、茯苓
C. 牡丹皮、泽泻
D. 党参、白术

100. 附子理中丸，组成包括（　　）。
A. 附子　B. 干姜　C. 党参　D. 甘草

模块五

高级中药调剂员操作技能考核模拟试卷

第一题：中成药的应用

① 本题分值：35分。

② 考核时间：25min。

③ 考核形式：笔试。

④ 考核要求：在规定时间内完成对中成药的分类，并根据情境描述推荐一种最适合病证的中成药。

需分类的中成药：

五子衍宗丸、逍遥丸、藿香正气水、龙胆泻肝丸、通宣理肺丸、护肝片、六味地黄丸、茵栀黄口服液、桂附地黄丸、固经丸。

情境描述：

患者，女，47岁。症见头晕目赤，耳鸣耳聋，胁痛口苦，尿赤涩痛，湿热带下。

假设你是药店的营业员，林琳前来购药，提供的药品为药店所营药品，请根据林琳的病情为其推荐最适合的中成药。并将所提供的药品按照下列要求进行分类，将分类结果填写在表格内。

问题1：用于肾虚的中成药

问题2：用于感冒的中成药

问题3：用于肝胆湿热证的中成药

问题4：用于月经不调的中成药

问题5：为林琳推荐的药品是

第二题：中药鉴定

① 本题分值：30分。

② 考核时间：30min。

③ 考核形式：实操。

④ 考核药物：绵马贯众、防己、苦杏仁、海螵蛸、山豆根、天花粉、玄参、五倍子、车前子、白薇、女贞子、巴戟天、地骨皮、蒲黄、艾叶、土茯苓、槐花、白芍、槟

榔、蒲公英、乳香、益母草、蔓荆子、黄柏、香附、麦冬、香薷、自然铜、龙胆、葶苈子。

⑤ 考核要求：在规定时间内完成对中药饮片的辨识，并按照《中国药典》(2025年版）所记载的名称书写在中药鉴定答题卡中。

第三题：饮片调剂

1. 中药审方

① 本题分值：10分。

② 考核时间：10min。

③ 考核形式：实操。

④ 考核要求：在规定时间内审核处方并将答案书写在处方答题卡中。(注意：每个处方请写出五项不妥之处，写对得1分，多写不给分，写错倒扣1分）

（1）审核处方1

××医院处方笺　　普通处方

费别：　自费　　医疗证号：200915　　处方编号：202508166

姓名：李××　　性别：男　　年龄：36岁

门诊/住院病历号：20220808　　科别（病区/床位号）：中医科

临床诊断：肾阴亏虚　　开具日期：2025年8月6日

住址/电话：广州市技能考试中心1栋214号，17234510000

Rp

橘皮 10g	威灵仙 12g	川芎 9g	桔梗 9g
柴胡 9g	前胡 12g	枳壳 10g	苦杏仁 10g
茯苓 10g	党参 9g	细辛 5g	甘草 6g

（以下空白）

每日1剂，水煎400mL，分早晚两次饭后温服

医师：李××　　药价：42.14元　　计价人：方××

审核：＿＿＿＿　　调配：＿＿＿＿　　核对、发药：＿＿＿＿

题号	审核项目	审核结果	得分
审核处方	格式		
	正名		
	并开药物应付		
	配伍禁忌		
	妊娠禁忌		
	毒性中药用量		
	特殊处理药物		

（2）审核处方2

<table>
<tr><td colspan="3" align="center">××医院处方笺　　　　　　　　　　　　　普通处方</td></tr>
<tr><td colspan="3">费别：　　自费　　　　医疗证号：200915　　　　处方编号：202508100</td></tr>
<tr><td colspan="3">姓名：周××　　　　性别：女　　　　年龄：56岁
门诊/住院病历号：20230809　　　科别（病区/床位号）：中医科
临床诊断：脾胃虚寒　　　开具日期：2025年8月3日
住址/电话：广州市技能考试中心1栋211号，17234510000</td></tr>
<tr><td colspan="3">Rp
黄芪 10g　　焦四仙 40g　　白术 9g　　白芍 18g
桂枝 9g　　云苓 15g　　大枣 6g　　砂仁 6g
陈皮 9g　　均姜 9g　　炙甘草 6g
（以下空白）
共3剂
每日1剂，水煎400mL，分早晚两次饭后温服</td></tr>
<tr><td>医师：李××
审核：</td><td>药价：50.63元
调配：</td><td>计价人：方××
核对、发药：</td></tr>
</table>

题号	审核项目	审核结果	得分
审核处方2	格式		
	正名		
	并开药物应付		
	配伍禁忌		
	妊娠禁忌		
	毒性中药用量		
	特殊处理药物		

2.调配中药饮片处方

① 本题分值：25分。

② 考核时间：15min。

③ 考核形式：实操。

④ 考核要求：在规定时间内完成对中药处方一方两剂的调剂任务。

中药饮片处方调配

中药调剂员技能考核处方笺 普通处方

费别：　市医保　　医疗证号：202008　　处方编号：202508507

姓名：卢 ×× 　性别：男　　年龄：69 岁

门诊 / 住院病历号：20250512　　科别（病区 / 床位号）：中医科

临床诊断：热结积滞、津液亏虚

开具日期：2025 年 6 月 7 日

住址 / 电话：广州市技能考试中心 1 栋 208 号，17234510000

Rp

玄参 10g	地黄 15g
番泻叶^后下^ 5g	火麻仁 10g
麦冬 15g	甘草 9g

（以下空白）

共 2 剂

每日 1 剂，水煎 400mL，分早晚两次饭后温服

医师：李 ××　　药价：63.17 元　　计价人：张 ××

调配：＿＿＿　　核对：门诊收费专用章　　发药：＿＿＿＿

注：1. 本处方当日内有效；

2. 取药时请您当面核对药品名称、规格、数量；

3. 延长处方用量原因：慢性病、老年病、外地、其他。

参考答案

模块一　测试题答案

一、单项选择题

1.C　2.B　3.A　4.A　5.A　6.D　7.A　8.D　9.B　10.C
11.A　12.B　13.B　14.C　15.D　16.A　17.B　18.B　19.C　20.D
21.A　22.B　23.D　24.C　25.B　26.A　27.D　28.B　29.C　30.A
31.C　32.C　33.D　34.D　35.A　36.D　37. D　38. A　39.B　40.A
41.D　42.B　43.C　44.A　45.D

二、多项选择题

1.ABC　2.ABCD　3.ABDE　4.ABCE　5.ABCE
6.ABD　7.ABC　8.ABCD　9.AB　10.ABDE
11.ABCD　12.ABCE　13.ABCDE　14.ACE　15.ABCD

模块二　测试题答案

一、单项选择题

1.D　2.A　3.C　4.D　5.A　6.D　7.A　8.A　9.B　10.B　11.D　12.A
13.D　14.A　15.B　16.B　17.C　18.B　19.D　20.B

二、多项选择题

1.ABCDE　2.BCD　3.ABCE　4.ACDE　5.AD　6.ABCDE
7.CDE　8.ABC　9.ABCDE　10.ABCD

模块三　测试题答案

一、单项选择题

1.A　2.A　3.D　4.A　5.B　6.B　7.B　8.C　9.D　10.D　11.D　12.B
13.A　14.B　15.A

二、多项选择题

1.AD　2.ABCE　3.BCE　4.ABCD　5.ADE

模块四　高级中药调剂员理论知识考试模拟试卷参考答案

一、单项选择题

1～5	A	C	D	B	B
6～10	C	C	D	B	C
11～15	C	D	B	D	C
16～20	A	C	A	B	B
21～25	B	C	C	D	C
26～30	D	B	A	D	C
31～35	C	A	B	A	D
36～40	D	B	D	C	D
41～45	A	C	C	B	C
46～50	A	D	B	B	C
51～55	C	D	A	D	B
56～60	B	D	C	D	B
61～65	D	D	B	C	A
66～70	A	C	D	D	B
71～75	C	B	C	A	B
76～80	D	C	B	A	A

二、多项选择题

81～85	ABCD	ABC	ABC	AC	ABCD
86～90	ABCD	ABCD	CD	ABCD	ABCD
91～95	BCD	AB	ABC	ABCD	AD
96～100	ABCD	ABCD	ABCD	ABC	ABCD

模块五　高级中药调剂员操作技能考核模拟试卷参考答案

第一题：中成药的应用

<table>
<tr><th>序号</th><th>鉴定内容</th><th>考核要点</th><th>配分</th><th>考核评分的扣分标准</th></tr>
<tr><td rowspan="4">1</td><td rowspan="4">中成药的分类</td><td>（1）用于肾虚的中成药：五子衍宗丸、桂附地黄丸、六味地黄丸</td><td rowspan="4">20</td><td rowspan="4">（1）正确写出一个药名得 2 分
（2）药名有错别字扣 0.5 分</td></tr>
<tr><td>（2）用于感冒的中成药：藿香正气水、通宣理肺丸</td></tr>
<tr><td>（3）用于肝胆湿热证的中成药：护肝片、龙胆泻肝丸、茵栀黄口服液</td></tr>
<tr><td>（4）用于月经不调的中成药：逍遥丸、固经丸</td></tr>
<tr><td>2</td><td>中成药的推荐</td><td>龙胆泻肝丸</td><td>15</td><td>推荐正确得 15 分</td></tr>
<tr><td colspan="3">合　　计</td><td>35</td><td></td></tr>
</table>

第二题：中药鉴定（略）

提示：书写要规范：

（1）正名写对，得0.5分。

（2）入药部位写对，每个0.5分，如果回答不准确，给0.25分，例如“根和根茎”，只答“根”，或者只答了“根茎”，分值一半；“成熟果实”只答了“果实”，分值一半。

（3）该药认错不得分。

（4）均以2025年版《中国药典》为准。

注意事项：

操作时间（30min）到应立即停止考生操作并按照实际完成情况赋予相应分数。

否定项：若考生发生下列情况之一，则应及时终止其考试，考生该试题成绩记为0分。

（1）故意损坏或混杂饮片，影响考试正常进行。

（2）携带试卷出考场。

第三题：饮片调剂

<table>
<tr><th>序号</th><th>鉴定内容</th><th>考核要点</th><th>配分</th><th>考核评分的扣分标准</th></tr>
<tr><td rowspan="2">1</td><td rowspan="2">中药审方</td><td>（1）
格式：①处方前记临床诊断与用药不符
②处方正文未标剂数
正名：③“橘皮”的正名是陈皮
毒性中药用量：④“细辛”用量范围为1 ~ 3g
特殊处理药物：⑤“苦杏仁”捣碎后下</td><td>5</td><td rowspan="2">（1）每个处方写出5个点得分（特殊处理作为单独一项）
（2）多写、写错倒扣分</td></tr>
<tr><td>（2）
正名：①“云苓”的正名是茯苓；②“均姜”的正名是生姜
并开药物应付：③“焦四仙40g”是焦神曲、焦山楂、焦麦芽、焦槟榔各10g
特殊处理药物：④“砂仁”捣碎；⑤“砂仁”后下</td><td>5</td></tr>
<tr><td rowspan="8">2</td><td rowspan="8">中药处方调配</td><td>（1）调剂前准备（1.5分）</td><td rowspan="8">25</td><td>（1）衣帽洁净，双手洁净，不留长指甲；检查戥称等工具是否洁净；清洁调剂台（违反一项扣0.5分）</td></tr>
<tr><td>（2）校对戥称（1分）</td><td>（2）校对戥称（可在准备时完成，未校对扣1分）</td></tr>
<tr><td>（3）调配审方（1分）</td><td>（3）审方过程明显，得1分</td></tr>
<tr><td>（4）持戥姿势（2分）</td><td>（4）持戥姿势正确得1分，逐剂回戥得2分</td></tr>
<tr><td>（5）按序调配（5分）</td><td>（5）按序调配、单味分列、无混杂、无散落、无遗漏、无错配（不按序调配扣2分，称量排放顺序混乱扣1分，药物混杂扣0.5分，药物撒在台面未拣回扣0.5分，药物撒在地上扣1分）</td></tr>
<tr><td>（6）特殊处理（3分）</td><td>（6）正确处理“特殊处理的中药”，要注明（特殊处理错误或未单包扣3分，未注明或标注错误扣2分）</td></tr>
<tr><td>（7）复核（1分）</td><td>（7）逐味复查：逐味看方对药，认真核对，得1分</td></tr>
<tr><td>（8）处方签名（1分）</td><td>（8）签名正确，得1分</td></tr>
</table>

续表

<table>
<tr><th>序号</th><th>鉴定内容</th><th>考核要点</th><th>配分</th><th>考核评分的扣分标准</th></tr>
<tr><td rowspan="3">2</td><td rowspan="3">中药处方调配</td><td>（9）清场（4.5分）</td><td rowspan="3">25</td><td>（9）戥称复原（戥陀放戥盘内，得1分）；清洁调剂台（得2分）；工具摆放整齐（得1.5分）</td></tr>
<tr><td>（10）调配时间（5分）</td><td>（10）调配时间< 8min得5分，8 ~ 10min得3分，10 ~ 13min得2分，> 15min不得分</td></tr>
<tr><td>配错药、缺味或多配药</td><td>配错药、缺味或多配药，整个“中药处方调剂”操作分扣10分</td></tr>
<tr><td colspan="3">合　计</td><td>35</td><td></td></tr>
</table>

参考文献

[1]中华人民共和国人力资源和社会保障部. 国家职业技能标准：中药调剂员[M]. 北京：中国劳动社会保障出版社，2009.

[2]国家药典委员会. 中华人民共和国药典[M]. 北京：中国医药科技出版社，2025.

[3]人力资源和社会保障部教材办公室. 中药调剂员（高级）[M]. 北京：中国劳动社会保障出版社，2018.

[4]赵珍东. 实用中药传统技能、中药调剂员技能竞赛培训教程[M]. 北京：化学工业出版社，2022.

[5]国家药典委员会. 中华人民共和国药典临床用药须知：中药成方制剂卷[M]. 北京：中国医药科技出版社，2015.

[6] 赵珍东，高妮. 职业技能等级评价培训教材：中药调剂员（基础知识、初级、中级）[M]. 世界图书出版公司，2024.